アメリカ こころの臨床ツアー
アメリカ：精神医学・心理学臨床施設の紹介

著

丹野 義彦

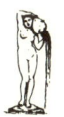

星和書店

Seiwa Shoten Publishers

2-5 Kamitakaido 1-Chome
Suginamiku Tokyo 168-0074, Japan

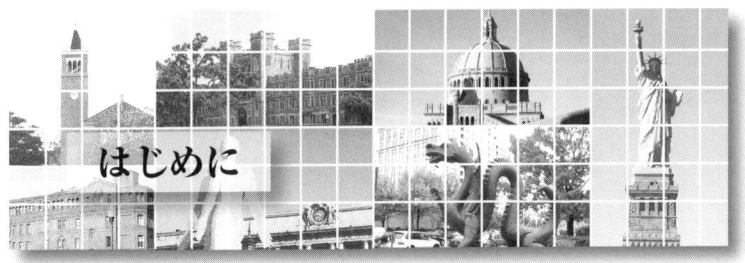

はじめに

アメリカ7大都市:医学・心理学散歩

　本書はアメリカの7都市をめぐり、医学・心理学散歩を試みたものです。前著『ロンドンこころの臨床ツアー』(星和書店)のアメリカ編です。観光や研修や学会などでアメリカを訪れる方や、アメリカ留学を考えている方に手に取っていただければ幸いです。

　取りあげたのは、東海岸の5都市と西海岸の2都市です。 地図1 をご覧ください。

　アメリカの東海岸で、日本から直通便が出ているのはニューヨークとワシントンD.C.だけです。便数も多いニューヨークからツアーを始めましょう。ニューヨークを起点として、ボストン、フィラデルフィア、ボルチモア、ワシントンD.C.を回ります。それから、西海岸に飛んで、ロサンゼルスとサンフランシスコを回ります。

アメリカに行ったらここを見てください:観光名所の近くにあるこころの臨床施設

　私は2002年にロンドン大学で臨床心理学の研究をおこない、心理学や精神医学の専門家の話を聞きました。彼らがつとめるイギリスの大学や病院や研究所を訪ねたのですが、それはたいへん面白い体験であり、発見の連続でした。こうして大学めぐり・病院めぐりを始めるようになり、前著『ロンドンこころの臨床ツアー』をまとめました。それ以来、アメリカについても、旅行するたびに、時間を見つけては大学や病院を訪ねました。

　アメリカは大学教育や研究の世界的中心であり、医学や心理学関係の施設もたくさんあります。しかし、アメリカのことは意外に知られていない

はじめに 3

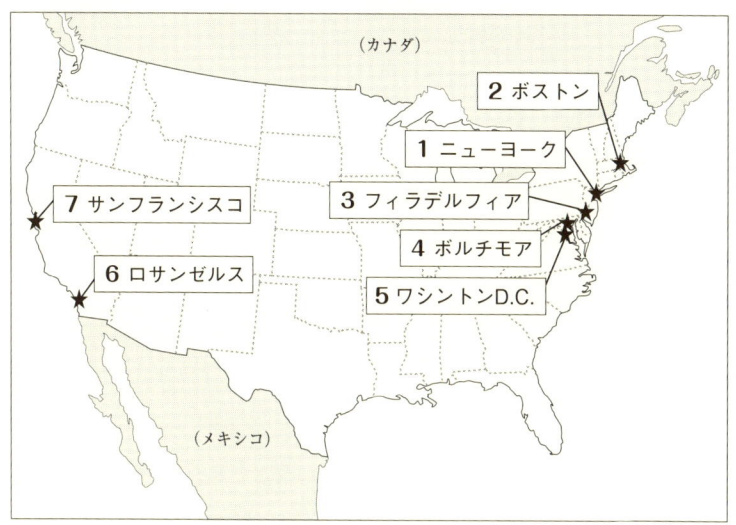

地図1　アメリカ7大都市　こころの臨床ツアー

のです。

　例えば、旅行ガイドブックには、ニューヨークの地下鉄86丁目駅で降りるとメトロポリタン美術館があると書かれています。しかし、その2つ隣りの駅で降りて歩くと野口英世が活躍したロックフェラー大学やニューヨーク病院やコーネル大学医学校があることは書いてありません。2駅乗ればこうした施設が見られるとわかれば、「ついでに寄ってみよう」という気にもなるでしょう。

　また、ニューヨークの国連本部を訪れる人は多いのですが、そこからしばらく歩くとニューヨーク大学医学校やベルビュー病院が見られることを知る人は多くありません。

　また旅行ガイドブックには、ボストンの地下鉄グリーン線のミュージアム駅で降りるとボストン美術館があると書かれています。しかし、その次の駅には有名なハーバード大学医学校やロングウッド医学学術地区があることまでは書いてありません。

また、サンフランシスコに行ってゴールデンゲート公園を見学する人は多いでしょう。ところが、公園のすぐ南に広がっているカリフォルニア大学サンフランシスコ校のパルナサス・キャンパスを見学する人は少ないでしょう。そういう情報がないからです。

地球の歩き方：アメリカ こころの臨床版

　もし、こうした情報がまとめてあれば、アメリカに行って観光名所を見たついでに、「臨床施設を見たい」と思う方も出てくるでしょう。それをきっかけに、アメリカの医学や心理学に触れて、それを本格的に学ぼうという方が出てくるに違いありません。そこで、アメリカの医学や心理学の訪問ガイドブックを作ってみることにしました。

　私はアメリカに長期滞在した体験はありませんが、学会や観光で回った際に情報を集めました。旅行ガイドブックには載っていない情報を私自身が足で集めました。そして、「世界の臨床心理学の研究施設を訪れる」と題するサイトを作り、それをもとに、星和書店の雑誌『こころのりんしょう à·la·carte』に連載しました。それがかなりの量になったので、精選し加筆したのが本書です。

アメリカの「心の名所」のまわり方

　本書は、アメリカの大学や病院を見学する際に役立つ情報をまとめてあります。その施設の地図、交通手段（最寄りの駅、行き方）、住所、ホームページのアドレス、写真、概要、歴史、見どころ、どんな人がいるか、などの情報をまとめました。

　地図は、地理的なイメージを頭に入れていただくための概略図であり、正確な地図ではありません。道路、建物、方角、縮尺などはデフォルメされており、正確なものではありません。また、できるだけ写真を入れるようにしました。シロウトが小さなデジタル・カメラで撮った拙い写真です。ぜひご自分の目で確かめることをお勧めします。

　情報はできるだけ最新のものにするように心がけましたが、その後変更があるものもあります。ホームページのアドレスは頻繁に変わります。博

物館などの開館時間や最新の情報については、ホームページや旅行ガイドブックなどでご確認ください。

地下鉄で回れるアメリカ

　アメリカを旅行するためには、自動車が必要だと思っている方も多いでしょう。バスを利用するのは面倒だし、レンタカーを利用するのは少し怖そうなので、アメリカ旅行は敬遠したいという方も多いでしょう。私もそうです。しかし、本書に登場する都市は、地下鉄が発達しています。主な大学や病院の多くは、地下鉄の駅から歩いていけます（ただし、ロサンゼルスは例外です）。

　地下鉄は旅行者にやさしい乗り物です。バスや列車を利用するのは面倒ですが、地下鉄ならすぐに乗りこなせるようになります。英語を使う必要もあまりありません。

　各章のはじめには、地下鉄の情報をまとめました。おおよその地理的なイメージを頭に入れていただくためのものです。

　本書を読まれたら、ぜひ、アメリカへ行ってみてください。どんどん現地を訪れて見学してください。本書は生きた「アメリカ入門」ともなるでしょう。

CONTENTS

アメリカ こころの臨床ツアー

はじめに …………………………………………………… 2

1 ニューヨーク *New York* ………………… 8
　医学都市ニューヨークをめぐる

2 ボストン *Boston* ……………………… 28
　一度は行ってみたい大学の街 ボストン

3 フィラデルフィア *Philadelphia* ……………… 82
　フィラデルフィア詣でをしてみませんか

4 ボルチモア *Baltimore* ……………………… 122
　大学史に燦然と輝くジョンズ・ホプキンズ大学を訪ねる

5 ワシントンD.C. *Washington, D.C.* ……………164
 ワシントンD.C.を見て日本を考える

6 ロサンゼルス *Los Angeles* ……………186
 エンターテインメント都市ロサンゼルスの大学

7 サンフランシスコ *San Francisco* ……………212
 医学の街サンフランシスコ

あとがき ……………………………………………… 234

索引 …………………………………………………… 240
　人名索引　240
　事項索引　242

1 ニューヨーク　　　New York

医学都市ニューヨークをめぐる

　最初はニューヨークをとりあげましょう。ニューヨークといえば、派手なイメージがあります。摩天楼が並ぶ世界の金融の中心であり、ミュージカル・演劇・芸術・ファッションの中心です。

　しかし、意外に知られていないことですが、ニューヨークは医学の世界的中心でもあるのです。ニューヨークには大きな医学地区が3つもあります。①コロンビア大学医学校、②コーネル大学医学校とロックフェラー大学、③ニューヨーク大学医学校です。かつて野口英世が活躍し、たくさんのノーベル賞受賞者が出ています。

　また、ニューヨークは学問の都市でもあります。多くのユダヤ人の学者や科学者がニューヨークに亡命しました。とくに精神分析学者が多く住みました。現在では認知行動療法が主流となりましたが、その学会本部もニューヨークにあります。多くの臨床心理学者が活躍しました。

　こうした医学や心理学の現場を歩いてみましょう。ニューヨークの意外な側面が見えてくるでしょう。旅行ガイドブックには載っていない、とっておきの情報です。ニューヨークに行ったらぜひここを見てください。

▼こころの臨床ツアーの出発点

　ニューヨークは、人口800万人をかかえるアメリカ最大の都市です。アメリカを代表する都市として、日本でもよくとりあげられます。訪れる方も多いでしょう。旅行ガイドブックはたくさん出ています。

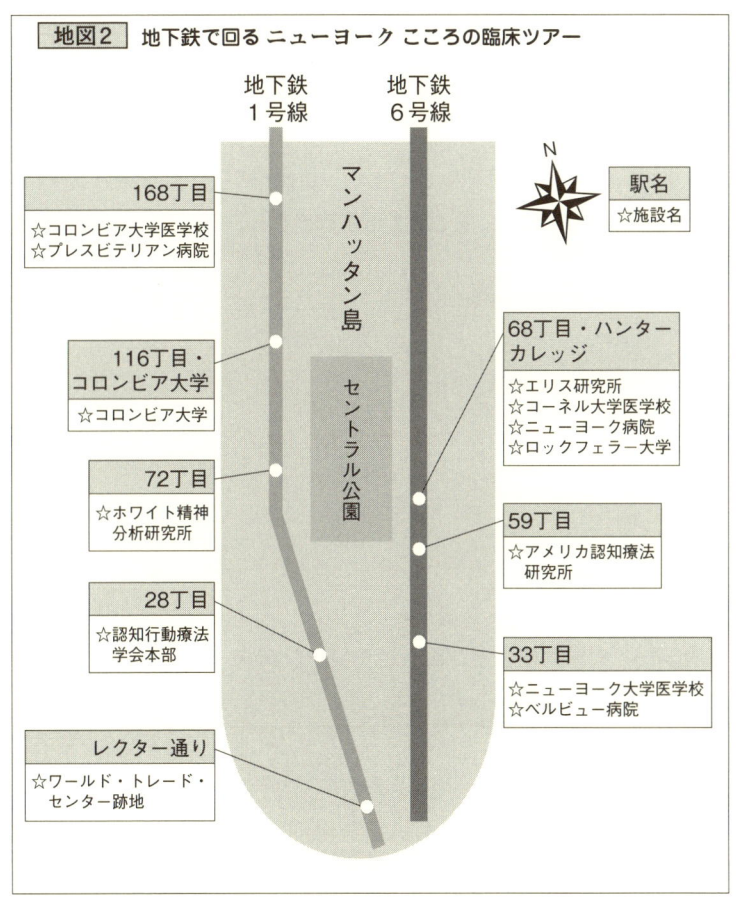

　ニューヨークへは、日本から乗り継ぎなしで直行できます。アメリカの東海岸で日本から直通便が出ているのは、ニューヨークとワシントンD.C.だけです。直通便は、市の南東部にあるジョン・F・ケネディ空港に到着します。
　また、ニューヨークはボストンとワシントンD.C.のちょうど中間にあり、鉄道のアムトラックを利用してこれらの都市を訪れるのも容易です。

こころの臨床ツアーの出発点として最適です。

▼地下鉄で回るニューヨークこころの臨床ツアー

　地図2 に示すように、ニューヨークの地下鉄は、セントラル公園をはさんで、西側が1・2・3号線であり、東側が4・5・6号線です。1号線と6号線は各駅停車で、それ以外は急行です。このツアーでは各駅停車を利用します。

　まず1号線で、北から168丁目駅のコロンビア大学医学校とプレスビテリアン病院、116丁目・コロンビア大学駅のコロンビア大学、72丁目駅のホワイト精神分析研究所、28丁目駅の認知行動療法学会本部などを回ります。

　次に6号線で、北から68丁目・ハンターカレッジ駅のエリス研究所、コーネル大学医学校とニューヨーク病院、ロックフェラー大学、59丁目駅のアメリカ認知療法研究所、33丁目駅のニューヨーク大学医学校とベルビュー病院を回ります。

コロンビア大学医学校とプレスビテリアン病院

　第1の医学地区であるコロンビア大学医学校とプレスビテリアン病院を訪ねてみましょう。地下鉄1号線の168丁目駅で降りて少し歩くと、1767年に創設されたコロンビア大学医学校（内科外科カレッジ）があります。フィラデルフィアのペンシルバニア大学医学校（1765年創立）に次いで、アメリカで2番目に古い医学校です。独立前の植民地時代のアメリカには、医学校はこの2校しかありませんでした。アメリカで最初に医学博士の学位を出したのはコロンビア大学です。

　なお、アメリカでは、医学教育は医学校（メディカル・スクールすなわち医学専門職大学院）でおこなわれるので、医学部というものはありません。

　医学校のまわりにはたくさんの病院が並び、医学地区を形成しています。正式には、ニューヨーク・プレスビテリアン病院コロンビア大学医療センターと呼ばれます（ 写真1.1 ）。中心となるのは、1868年に設立されたプレスビテリアン病院です。プレスビテリアンとは長老会派（キリス

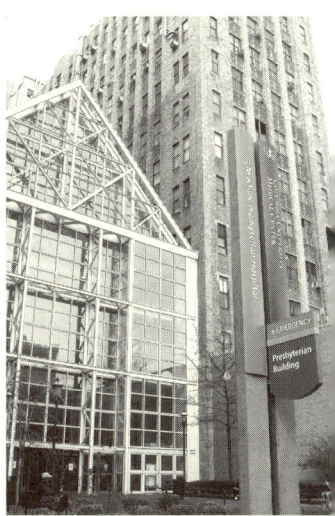

写真1.1 コロンビア大学医療センター
Columbia University Medical Center
所 630 West 168th Street, New York, NY 10032
http://www.cumc.columbia.edu

ト教プロテスタントの一派）のことです。この地区でノーベル賞医学生理学賞を受賞した人は16名にのぼります。

ニューヨーク州精神医学研究所：アメリカ精神医学の始祖マイヤー

病院の西側にはハドソン川が流れています。川と病院の間に、ニューヨーク州精神医学研究所（NYSPI）が建っています。研究所という名前ですが、60床の入院施設をもつ病院でもあります。通りをはさんで東側には、コルブ別館という精神医学研究所のビルがあります。研究所とコルブ別館の間には渡り廊下が2本通っていて、近未来的な空間となっています（ 写真1.2 ）。

　ニューヨーク州精神医学研究所は、アメリカで最も古い精神医学の研究施設です。1902年から1909年まで、アドルフ・マイヤーが所長をつとめました。

　アドルフ・マイヤー（1866〜1950年）は、「アメリカ精神医学の始祖」と称されます。スイス生まれで、チューリッヒ大学で医学を学び、1892年にアメリカに渡りました。1896年からニューヨーク州精神医学研究所

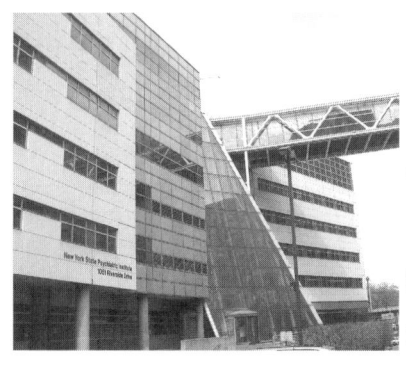

写真1.2 ニューヨーク州精神医学研究所の近未来的空間
New York State Psychiatric Institute
所 1051 Riverside Drive, New York, NY 10032
http://nyspi.org

に移り、その後所長となりました。マイヤーの考え方はフロイトの影響を強く受けており、「力動精神医学」と呼ばれます。これはクレペリンの精神医学体系と、フロイトの力動的な考え方を折衷したものです。精神障害の体系についてはクレペリンの考え方を踏襲しました。しかし、その原因論については、生物学から考えるのではなく、フロイトのように心理発達的・社会的な過程を重視しました。つまり、精神障害の原因は社会に対する不適応であり、その人格的な反応こそが症状であるとしました。マイヤーの考え方は「反応学説」と呼ばれます。

マイヤー自身は、精神分析をおこなうことはありませんでしたが、彼のもとで多くの精神分析家が育ち、研究所は精神分析学の牙城となりました。1913年にはニューヨークを離れ、ボルチモアのジョンズ・ホプキンズ大学の精神科の教授として活躍しました (p.150)。

1945年には、研究所内にコロンビア大学精神分析学訓練研究センターが作られました。医学校の中に作られた精神分析の研究所としてはアメリカで最初のものでした。

アメリカ精神分析学の盛衰

ニューヨークは、精神分析学の世界的中心のひとつです。アメリカ精神分析学会の本部はニューヨークにあります。ニューヨークには、アメリカの精神分析家の6割がいるといわれます。なぜニューヨークが精神分析の中心となったのでしょうか。

1930年代、ナチスがユダヤ人を迫害したため、中欧の精神分析学者の

多くが亡命を余儀なくされました。フロイトはイギリスに亡命しました。一方、アメリカに亡命した精神分析学者もたくさんいました。例えば、フロム、ホーナイ、フロム-ライヒマン、マーラー、シルダーといった分析家です。精神分析学者の多くはユダヤ人であり、ユダヤ人の移民が多かったニューヨークに住んだわけです。こうしてニューヨークは、ロンドンと並ぶ精神分析学の世界的首都となりました。

しかし1970年頃から、力動精神医学や精神分析学はしだいに衰退していきました。いろいろな理由があります。①薬物療法や脳科学の発達で生物学的精神医学が台頭したこと、②次に述べるDSMの成功により記述精神医学の力が強まり、力動的精神医学が衰退したこと、③エビデンス・ベースト・メディシン（実証にもとづく医学）の原則が浸透し、精神分析療法の治療効果が明らかでなく、認知行動療法などよりも治療効果が劣っていたこと、④このため医療保険の会社が精神分析療法に対する診療報酬を支払いにくくなったこと、などがあげられます。

コロンビア大学の精神科：診断基準DSMを作ったスピッツァー

プレスビテリアン病院のハークネス・パビリオンという建物に、コロンビア大学医学校の精神科があります。この精神科は輝かしい歴史をもっています。

1965年には、サットンらが脳波のP300という成分を発見しました。また最近では、精神科の教授2名がノーベル生理学医学賞を受賞しました。2000年にカンデルが、アメフラシの学習の実験から記憶の物質的な基礎を明確にした業績によって受賞しました。2004年にはアクセルが、嗅覚の受容器の構造と遺伝子の分析によって受賞しました。

なかでも精神医学を変えてしまうような大きなインパクトがあったのは、スピッツァーの仕事でしょう。ロバート・スピッツァーはコーネル大学で心理学を学んだ後、ニューヨーク大学で医学を学びました。1966年からずっとこのニューヨーク州精神医学研究所に勤めています。スピッツァーは診断基準作成のエキスパートであり、1980年にDSM-Ⅲ（精神疾患の診断・統計マニュアル第3版）を発表しました。DSM-Ⅲはすぐに

コロンビア大学のキャンパスを歩く

地下鉄1号線116丁目・コロンビア大学駅で降りると、コロンビア大学があります。アイビーリーグ7校に含まれる名門私立大学です。学生数2万5000名、教員数3500名の大規模校です。卒業生や教員でノーベル賞を受賞したのは88名にのぼり、世界1位とのことです。湯川秀樹が日本人として最初のノーベル賞を受賞したのは、コロンビア大学の助教授だったときのことです。最近では、オバマ大統領の母校としても有名になりました。

コロンビア大学の正門は開放されていて、誰でも自由に入れます。入ると、ロウ・プラザという広場になっています。広場の北側がロウ記念図書館であり、南側がバトラー図書館です。広場の空間構成はとても大胆で、この広場だけでキャンパスの3分の1くらいを占めています。キャンパスはそれほど大きくないのに、こうした空間構成のために、実際よりも広いように錯覚してしまいます（ 写真1.3 ）。この景観は圧倒的です。ロウ記念図書館の階段の途中に、「アルマ・マター」というブロンズ像が建っています。ラテン語で「母校」という意味です。ロウ記念図書館は、イオニ

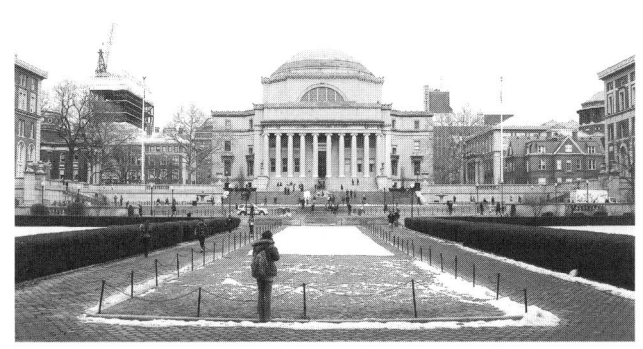

写真1.3　コロンビア大学ロウ・プラザ。正面の建物がロウ記念図書館
Columbia University in the City of New York
所　2960 Broadway, New York, NY 10027-6902
http://www.columbia.edu

ア式円柱があるギリシア建築の建物です。

心理学のコロンビア学派

　図書館の北東にあるシャーマーホーン・ホールという建物に心理学科があります。1892年に、キャッテルによって創設されました。彼はドイツのヴントのもとで博士号をとった最初のアメリカ人であり、アメリカに帰ってから実験心理学を定着させるために精力的に活動しました。1888年にペンシルバニア大学に心理学実験室を開き、1892年にはコロンビア大学に実験室を作りました。アメリカ心理学会の創設の中心メンバーでもあります。キャッテルは生理心理学的な個人差を研究し、メンタル・テストという用語を作りました。そして、機能主義心理学と呼ばれる考え方を発展させました。キャッテルの弟子たちを中心に1930年代に盛り上がった機能主義心理学の学派は、「コロンビア学派」と呼ばれました。機能主義のコロンビア学派とシカゴ学派によって、アメリカの心理学のレールが敷かれたといわれます。キャッテルの弟子のひとりが、行動主義を確立したソーンダイクです。

　ソーンダイクは、コロンビア大学の教師カレッジ（ティーチャーズ・カレッジ）で40年間研究生活を続けました。教師カレッジの建物は、120丁目と121丁目の間にあります。1886年創設で、コロンビア大学の教育学の大学院です。ソーンダイクは、この大学で動物の知能や学習の実験を続け、行動主義の基本原理を確立しました。それは行動療法の基本原理ともなりました。

新フロイト派の牙城：ホワイト精神分析研究所

　地下鉄1号線72丁目駅で降りると、ホワイト精神分析研究所があります（写真1.4）。正式には、ウィリアム・アランソン・ホワイト精神医学・精神分析学・心理学研究所という長い名前です。

　研究所は1943年に作られました。創設したのは、フロム、サリバン、トンプソンという精神分析学の「新フロイト派」または「対人関係学派」のスターたちでした。この研究所で精神分析の訓練の対象となるのは、医

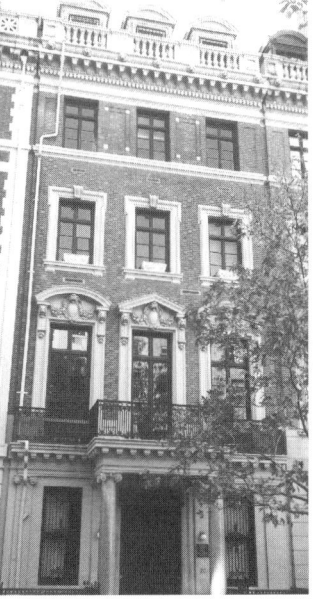

写真1.4　ホワイト精神分析研究所
William Alanson White Institute of Psychiatry, Psychoanalysis & Psychology
所　20 West 74th Street, New York, NY 10023
http://www.wawhite.org/

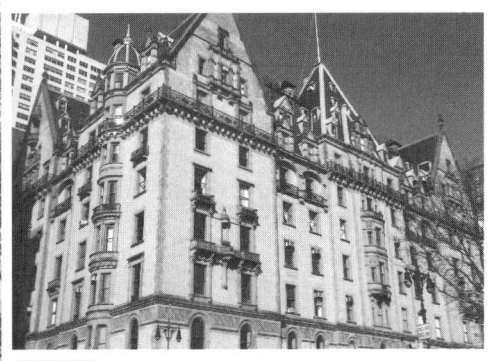

写真1.5　ジョン・レノンが住んでいたダコタ・ハウス
The Dakota
所　1 West 72nd Street, New York

師や心理学博士などの資格をもつ人です。これまで550名の卒業生を送り出してきました。

　研究所のすぐ近くには、ジョン・レノンが住んでいたダコタ・ハウスがあります（写真1.5）。彼は1980年に、このマンションの前で射殺されました。夫人のオノ・ヨーコは、今でもこのマンションに住んでいるそうです。また、研究所の近くには自然史博物館やセントラル公園もあります。

アメリカ認知行動療法学会の本部

地下鉄1号線28丁目駅で降りると、アメリカの認知行動療法学会（ABCT）の本部があります。駅のすぐ上に305番ビルがあり、この16階に本部があります。

　認知行動療法学会は、以前は行動療法促進学会（AABT）と呼ばれていました。行動療法は、20世紀初頭のパヴロフの古典的条件づけや、スキナーのオペラント条件づけの理論にさかのぼります。1940年代に、条件

づけの原理にしたがって、不安障害の症状を消去したり、適応的な行動習慣を再学習しようとする行動療法が発展しました。1960年代から70年代にかけて、行動療法学会が世界各地で創設されました。最も早かったのがこのアメリカの行動療法促進学会で、1966年のことでした。続いて、1972年にイギリス行動療法学会、1975年に日本行動療法学会、1976年にヨーロッパ行動療法学会、1978年にオーストラリア行動療法学会、1979年に世界行動療法会議が作られました。日本の行動療法学会の結成は、世界でも早いほうだったといえます。

1980年代になると、認知療法が盛んになってきます。アメリカでは、フィラデルフィア大学のベックによる認知療法、ニューヨークのエリスの論理情動療法、カナダのマイケンバウムのストレス免疫訓練など、認知を重視する治療技法が多くあらわれました。ベックやエリスは認知療法独自の学会を作らず、行動療法促進学会で活動しました。そこで、学会の名称を変えることが提案され、2004年の大会で投票がおこなわれ、認知行動療法学会と改名しました。

こうした学会の名称変更は世界的な流れとなりました。イギリス行動療法学会はイギリス認知行動療法学会と改称し、ヨーロッパ行動療法学会は1992年にヨーロッパ行動認知療法学会と改称しました。このように行動療法と認知療法が合体して、認知行動療法と呼ばれるようになりました。この統合によって、世界各地で飛躍的発展をとげました。今世紀に入ると、認知行動療法は精神分析療法に代わって心理療法の主流となりました。

これに対して、日本では、日本行動療法学会と、2001年に創設された日本認知療法学会が独立に発展してしまいました。先進国において両学会が統合を果たしていないのは日本だけです。今後、認知行動療法の飛躍的発展に向けて、学会の統合が望まれます。

アメリカの大都市で開かれる認知行動療法学会の大会

ABCTの大会は、毎年11月にアメリカの大都市で開かれます。最近の開催地は、フィラデルフィア（2001年）、リノ（2002年）、ボストン（2003年）、ニューオーリンズ（2004年）、ワシントンD.C.（2005年）、

シカゴ（2006年）、フィラデルフィア（2007年）、オーランド（2008年）、ニューヨーク（2009年）でした。参加者は会場となるホテルに宿泊し、4日間缶詰めになって学会に参加します。大会ではワークショップ（研修会）がたくさん併設されて、認知行動療法の技法を勉強できるようになっています。毎年の大会参加者は約3000人です。日本からも毎年20名の参加者があります。

2009年には、ニューヨークのホテル・マリオット・マーキーズでおこなわれました。このホテルは、タイムズ・スクエアというニューヨークのまさに中心部にあります。世界でも最も地価の高い場所であるためか、学会のスペースは狭くて不評でした。

世界貿易センター跡地と自由の女神

地下鉄1号線でさらに南に行くと、2001年同時多発テロの犠牲となった世界貿易センタービル跡地、リーマン・ショックで世界中を不況におとしいれたウォール街があります。またリバティ島には、ニューヨークで唯一の世界遺産である自由の女神像が建っています（ 写真1.6 ）。

エリス研究所：論理情動療法の発祥の地

次は、地下鉄6号線に沿って回りましょう。86丁目駅は、メトロポリタン美術館へ行く際に利用します。2つ南の68丁目・ハンター・カレッジ駅で降りると、すぐ前がハンター・カレッジです。そこから少し南へ下り、西65丁目を西へ入ると、エリス研究所があります。6階建てのビルで（ 写真1.7 ）、1階の入口に「アルバート・エリス研究所」と出ています。

扉を開けると受付があり、エリスの本やCDやDVDやおみやげを売っています。壁には、エリスの肖像画やアメリカ心理学会の会員証などが飾ってあります。奥は、日本風の鶴の絵が飾ってある立派な待合室になっています。

アルバート・エリス（1913〜2007年）は、ニューヨーク・シティ・カレッジで心理学を学び、コロンビア大学で臨床心理学の博士号をとりまし

1 ニューヨーク 19

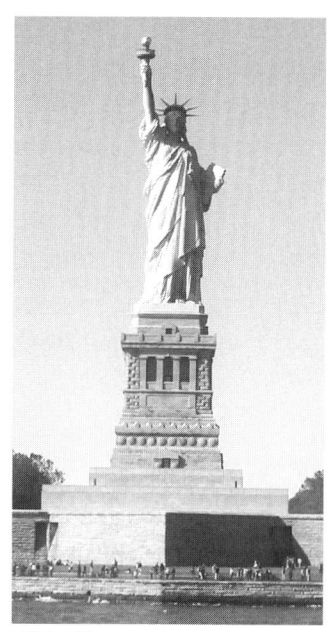

写真1.6　リバティ島の自由の女神像。ニューヨークで唯一の世界遺産

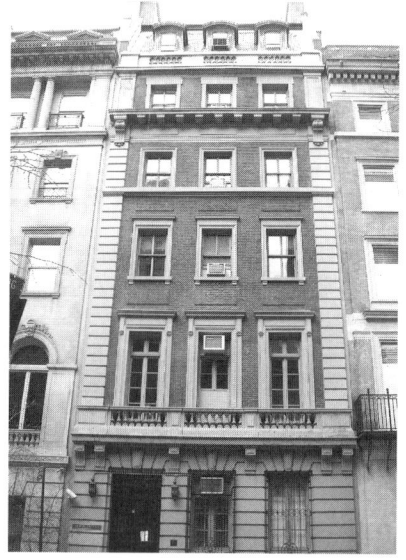

写真1.7　エリス研究所
Albert Ellis Institute
所　45 East 65th Street, New York, NY 10065
http://www.rebt.org

た。はじめは精神分析療法をおこなっていましたが、治療の効果がないことを感じ、新しい技法を独自に考えました。新しい技法をはじめは「論理療法」と呼んでいましたが、のちに「論理情動療法」と変え、だんだん長くなり、最終的には「論理情動行動療法」となりました。この療法は認知行動療法の基礎理論のひとつです。

　エリスは論理療法を実践し訓練するために、1959年にアルバート・エリス研究所を設立しました。晩年はこの研究所の名誉所長となっていましたが、2005年に理事会から除名されて、周囲を驚かせました。

　私は、2002年にリノで開かれた行動療法促進学会（AABT）で、エリスのライブセッションを聞くことができました。当時、エリスは90歳の高齢でしたが、細かいことにも神経質にこだわり（情緒不安定でイライラ

していました)、エネルギッシュな面接をしていました。

　エリスは、生涯に700本の論文と70冊の著書を書きました。邦訳された著書は10冊以上あります。エリスが論理情動療法をおこなうところは、『グロリアと3人のセラピスト』（日本・精神技術研究所刊）という有名なビデオに描かれています。

コーネル大学医学校：CMIの発祥の地

　地下鉄6号線の68丁目・ハンターカレッジ駅で降りて、東へ15分ほど（4ブロック）歩くと、つきあたりにコーネル大学医学校があります。

　このあたりは巨大な医学地区であり、イースト川と1番街の間に、64〜72丁目まで8丁にわたって病院や医学校が続きます。ここには、ニューヨーク病院、特別外科病院、メモリアル・スローン・ケタリング癌センターや、ロックフェラー大学があります。

　コーネル大学の医学校の精神科は、アメリカで最も大きな精神科のひとつです。

　臨床心理学や精神医学では、コーネル・メディカル・インデックス（CMI）という質問紙検査がよく使われます。この質問紙は、1949年にコーネル大学精神科のブロードマンらによって作られたものです。初診時に精神医学的な疾患のスクリーニングをするために用いられます。日本には、1953年に田多井吉之助によって紹介されました。私も精神科の臨床でよく用いました。

　コーネル大学の精神科では、認知行動療法がさかんにおこなわれています。「コーネル認知療法クリニック（CTC）」を開いて、うつ病や不安障害に対する認知行動療法をおこなっています。精神科の臨床教授のひとりとして、心理学者リーヒイ（p.23）がいます。

ニューヨーク病院と松井秀喜が入院した特別外科病院

　コーネル大学医学校のすぐ南に、ニューヨーク病院があります。病院の建物は巨大で、正面から見た風景は圧巻です（ 写真1.8 ）。

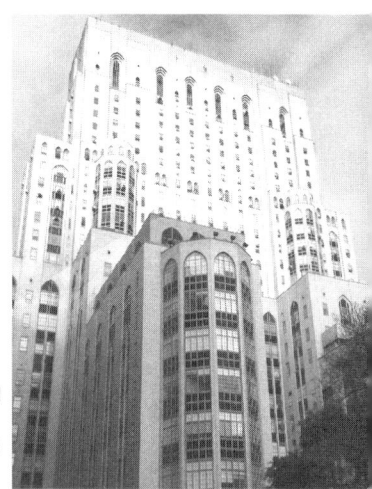

写真1.8　ニューヨーク病院
New York-Presbyterian/Weill Cornell Medical Center
所 525 East 68th Street New York, NY 10065
http://nyp.org

　ニューヨーク病院は1771年に設立され、アメリカで2番目に古い病院です。1998年に、このニューヨーク病院とプレスビテリアン病院（p.10）が合併し、ニューヨーク・プレスビテリアン病院（NYPH）と改名しました。病院は合併しましたが、親大学はアイビーリーグのライバル校（コロンビア大学とコーネル大学）であるという奇妙な状態となりました。たとえていうと、東京大学と慶應義塾大学はそのままで、東大病院と慶応義塾大学病院だけが合併してしまったようなものです。このようなことが起こった原因は、アメリカの医療制度の経済的過酷さにあるようです。

　北側に特別外科病院があります。アメリカで最も古い整形外科病院で、スポーツによる損傷の治療でも知られています。松井秀喜選手はニューヨーク・ヤンキースにいた頃、この病院で右膝の手術をしました。

ノーベル賞続出のロックフェラー大学

　ニューヨーク病院の南側にはロックフェラー大学があります（写真1.9）。以前は、ロックフェラー医学研究所と呼ばれました。石油王のジョン・ロックフェラーが設立しました。1901年に、ロックフェラーの孫が猩紅熱で亡くなり、彼は1906年に病気の研究のために研

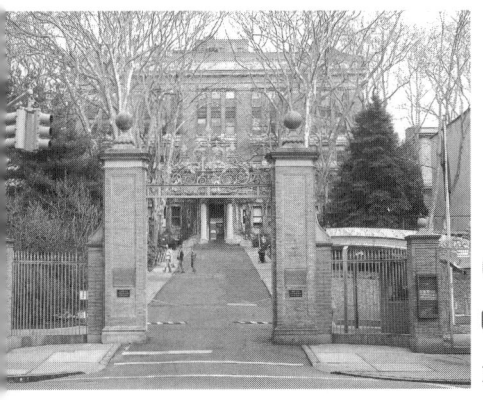

写真1.9 ロックフェラー大学
Rockefeller University
所 1230 York Avenue, New York, NY 10065
http://www.rockefeller.edu

究所を作ることにしたのです。アメリカで最初の生物学・医学研究所でした。当時は結核やジフテリアや腸チフスといった感染症についての研究が進んだ時代であり、この領域で世界の最先端だったコッホ研究所（ベルリン）やパストゥール研究所（パリ）を手本としました。1910～20年代に、ロックフェラー医学研究所はめざましい研究成果をあげました。野口英世が活躍したのもこの時代です。

この研究所・大学のノーベル賞受賞者は23名にのぼります。心理学と関係が深いのはウィーゼルです。ウィーゼル（1924年～）はスウェーデン生まれで、ジョンズ・ホプキンス大学で研究し、のちにロックフェラー大学の学長をつとめました。ヒューベルとともに、視覚情報の処理に関する発見で1981年度のノーベル生理学・医学賞を受賞しました。ヒューベルとウィーゼルによる視覚の受容野の神経学研究は、視覚心理学の基礎となっています。

野口英世が活躍したロックフェラー大学

ロックフェラー大学の図書館には、野口英世のブロンズ像があります。野口英世（1876～1928年）（p.101）はフィラデルフィアのペンシルバニア大学で助手となり、その後、このロックフェラー研究所の所員となりました。梅毒の病原体を発見したり、黄熱病の病原菌について研究

したり、世界的な業績をあげました。

　アメリカ人と結婚し、1915年には帝国学士院から恩賜賞を授与されることになり、日本に帰国しました。その後、アフリカに渡り、1928年に51歳の若さで亡くなりました。

　野口英世といえば、千円札に肖像が描かれるような偉人として偶像視されるか、逆に「3 フィラデルフィア」の章に述べるように生活破綻者とみるか（例えば、渡辺淳一『遠き落日』集英社文庫）のどちらかでした。これに対して、アメリカの研究者イザベル・プレセットは多くの資料を駆使して、『野口英世』（中井久夫・枡矢好弘訳、星和書店）を出し、第三の野口像を描き出しています。

ロックフェラー研究所の科学者列伝『生物と無生物のあいだ』

　1930年代には、この研究所のエイブリーが、DNAが遺伝の物質的な基礎であることを発見しました。この発見については、福岡伸一氏のベストセラー『生物と無生物のあいだ』（講談社現代新書）に活写されています。この本は、野口英世も含めて、ロックフェラー研究所の科学者列伝でもあります。この本を読めば、ニューヨークが決して享楽的で派手なだけの都市ではなく、医学と学術の都市であることがわかっていただけるでしょう。

　この研究所では、臨床医学と基礎科学が分かちがたく発展し、医学博士だけでなく理学博士も育てるようになりました。1965年には、研究だけでなく教育の機能ももつことになり、名称を「ロックフェラー大学」と改めました。この大学は、大学院生やポスドクを対象とする大学院大学です。学生200名に対して職員1000名という少数精鋭の大学です。

アメリカ認知療法研究所：リーヒイの精力的な活躍

　地下鉄6号線59丁目駅で降りると、近くのビルにアメリカ認知療法研究所（AICT）があります。1985年に認知療法センターとして設立されました。スタッフは、認知行動療法の臨床心理士・セラピスト20名です。うつ病や不安障害の治療とともに、専門家の訓練にも力を入れて

います。ほとんどのスタッフは、ニューヨークで臨床心理士の養成校や医学校で認知行動療法を教えたり、スーパービジョンをおこなっています。

所長をつとめるのは、認知行動療法の大御所ロバート・リーヒイです。リーヒイは、エール大学で博士号をとり、前述（p.20）のように、コーネル大学医学校精神科の臨床教授をつとめています。アメリカの認知行動療法学会や国際認知療法学会の会長、ベックが創設した認知療法アカデミーの会長もつとめました。

これまで16冊の著書を出しており、邦訳されたものとして、『認知療法全技法ガイド－対話とツールによる臨床実践のために』（伊藤絵美・佐藤美奈子訳、星和書店）があります。

テレビやラジオの有名番組によく出ています。研究所のホームページでは、それらの映像を公開しています。また、一般の新聞や雑誌に多く登場し、認知行動療法の特集を組んでいます。心理学系のインターネットのサイトに、「不安からの自由」というブログを出しています（2009年にはそれをまとめて出版しました）。このようなリーヒイの活動は、認知行動療法を社会に浸透させる大きな力になっています。

リーヒイは、2008年からアメリカ認知行動療法学会の会長をつとめ、2009年のニューヨーク大会で会長講演をおこないました。感情についての詩を朗読し、最後は感動的な音楽をかけて終わりました。いかにもアメリカ的な派手な演出でした。写真1.10 はこのニューヨーク大会で撮ったものです。

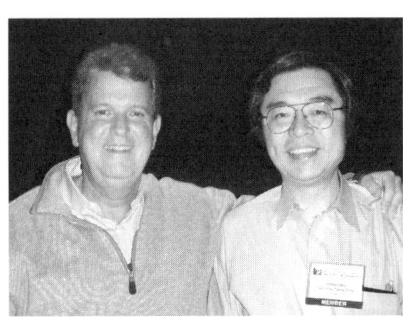

写真1.10　ロバート・リーヒイと認知行動療法学会で

ニューヨーク大学医学校とベルビュー病院

地下鉄6号線の33丁目駅で降りて、10分ほど東へ歩くと、ニューヨーク大学医学校があります。このあたりも巨大な医学地区で、10丁分の広大な土地にたくさんの病院や医学研究施設が並んでいます。東側はすぐにイースト川です。

ここにはニューヨーク大学医学校があり、その付属病院のニューヨーク大学医療センターがあります。また、ベルビュー病院や退役軍人病院などの大病院が並んでいます。

ベルビュー病院は、アメリカで最も早く建てられた病院のひとつです。1736年に、マンハッタン島南の市庁舎公園に救貧院が作られました。救貧院（アームズハウス）とは、貧しい人々や病人や住む場所のない人々を救うための私立の施設です。ヨーロッパでは古くからみられ、植民地時代のアメリカにも作られました。ニューヨークの救貧院は、1732年に作られたフィラデルフィア救貧院と並んで、古い歴史をもっています。これらの救貧院は、やがて病人を受け入れる慈善施設へと変わっていき、それが病院となりました。

ニューヨークの救貧院は、はじめ6ベッドしかありませんでした。1811年に、ニューヨーク市はベルビュー農場を買って、そこに救貧院を移しました。それが現在の地です。救貧院は、1811年頃にはベルビュー病院と呼ばれ、ニューヨーク大学の教育病院となりました。現在はベルビュー医療センターという名称になっています。医師1800名、800床のマンモス病院です。

表の建物の南側は荘厳なファサード（建物の正面の外観のこと）になっています（　写真1.11　）。レンガ造りで、歴史的な建物であると一目でわかり、昔はすごかっただろうなと感じられます。このファサードが、新しいビルの影になってしまい、よく見えなくなっているのが残念です。

この病院は国連本部（　写真1.12　）に近いので、国連の外交官もよく受診します。

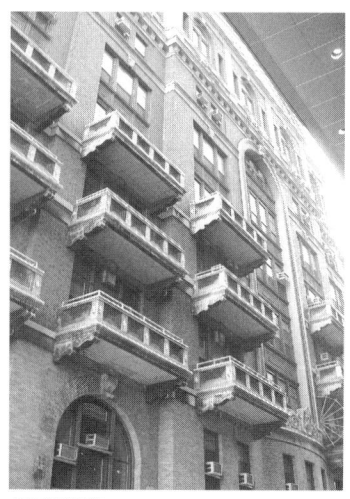

写真1.11　昔はすごかったと思わせるベルビュー病院の正面ファサード
Bellevue Hospital Center
所　462 First Avenue, New York, NY 10016
http://www.nyc.gov/html/hhc/html/facilities/bellevue.shtml

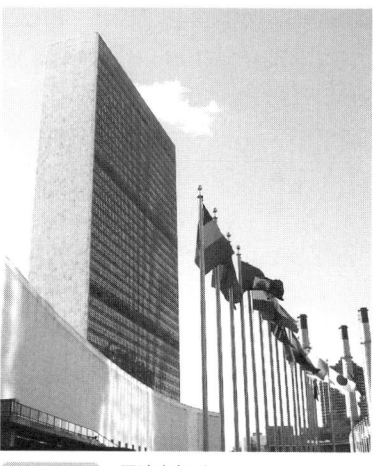

写真1.12　国連本部ビル
United Nations Headquarters
所　First Avenue at 46th Street, New York, NY 10017
http://www.un.org/cyberschoolbus/untour/subunh.htm

ベンダー：アメリカに根づいたゲシュタルト心理学

　ベルビュー病院の精神科では、著名な精神医学者が多く活躍しました。ベンダー・ゲシュタルト・テストを作った小児精神医学者ベンダーもそのひとりです。

　ローレッタ・ベンダー（1897〜1987年）は、1930年から1956年までベルビュー病院に勤め、1938年にベンダー・ゲシュタルト・テストを発表しました。当時はゲシュタルト心理学が全盛の時期で、ウェルトハイマーのゲシュタルト心理学の9枚の図版がこのテストに用いられました。この図版を書き写すことにより、ゲシュタルト機能や視覚運動機能を測定するテストです。言葉を使わないので施行も簡単であり、臨床場面でよく用いられるようになりました。一時はアメリカの臨床心理士の間でよく使

われるテストのトップ5にも入っていました。

心理学者ウェクスラー：アメリカの知能検査の発祥の地

ベルビュー病院は、ウェクスラー・ベルビュー知能検査が作られたところでもあります。テストの名前にこの病院が残っています。知能検査の歴史の中で、ウェクスラーの作ったテストはとても大きな意義をもっています。

デイビッド・ウェクスラー（1896～1981年）は、コロンビア大学でウッドワースの指導で博士号をとり、第一次世界大戦中は軍の心理学者として働きました。1932年から1967年まで、ベルビュー病院の精神科で主任心理学者として働きました。ウェクスラーは精神科の臨床の中で、それまでの知能検査に飽き足らないものを感じ、新たに知能検査を開発します。

1939年、ウェクスラーはビネー式とはまったく違った原理でウェクスラー・ベルビュー知能検査（WBIS）を作りました。16歳以上の成人用のテストです。これにもとづいて、1955年にはウェクスラー成人知能検査（WAIS）を発表しました。続けて1949年には、3歳から16歳の子どものためのウェクスラー児童知能検査（WISC）を発表しました。さらに1967年には、それ以下の年齢の幼児のためのウェクスラー幼児知能検査（WPPSI）を作りました。これらの知能検査は現在でも使われています。

ウェクスラー式は、知能検査の歴史を塗りかえるほどの画期的なツールでした。ビネー式と比べると、理論的にもすぐれており、実用的にも使いやすい臨床ツールとなりました。知能検査の歴史の中で、ウェクスラー式を超えるものはいまだに出ていません。ウェクスラー式知能検査はだいたい10年に一度は標準化されて、新しい版が作られています。例えば、アメリカでは2008年に第4版であるWAIS-Ⅳが発表されました。

WAIS、ベンダー・ゲシュタルト・テスト、CMIという今の日本の臨床心理学でも使われている心理テストの3つが、このニューヨークで作られたわけです。ニューヨークが臨床心理学のさかんな場所であることを示しています。

2 ボストン *Boston*

一度は行ってみたい大学の街 ボストン

> ボストンは、アメリカの教育・研究の中心地です。ボストンには60の大学があります。アメリカ最初の大学であるハーバード大学は、日本の大学制度にも大きな影響を与えました。また、マサチューセッツ工科大学（MIT）やボストン大学といった大きな大学もあります。アメリカの大学を知るためには、ボストンは欠かせません。またボストンには、マサチューセッツ総合病院やマクレーン病院といった世界をリードする病院もあります。ロングウッド医学学術地区には巨大な病院のビルが林立し、アメリカ医学の圧倒的なパワーを感じさせます。教育関係者や医療関係者なら、一度はボストンに行ってみたいものです。

▼地下鉄で回るボストンこころの臨床ツアー

ボストンは、東海岸にあるマサチューセッツ州の州都です。ボストン市の人口は60万人ですが、市街地を含めると600万人が住む大都市です。イギリス人がはじめて入植したニューイングランド地方の中心でもあり、ボストンの町にはイギリスの雰囲気が濃厚に漂っています。

鉄道のアムトラックを利用すると、ニューヨークから3時間半でボストンの南駅に着きます。新幹線の東京・岡山間くらいの時間なので、日帰り旅行も可能です。飛行機を利用する場合は、ボストン・ローガン国際空港に到着します。この空港は、地下鉄ブール線のエアポート駅に接続しています。

ボストンは比較的治安がよく、地下鉄が発達しています。ボストンの大

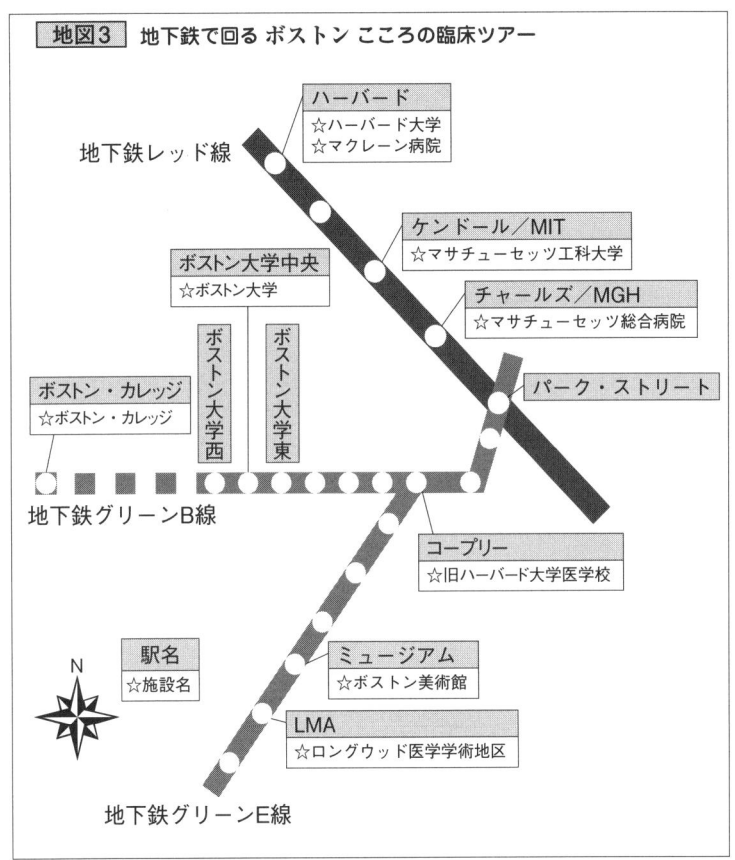

学や臨床施設は、地下鉄を使って短時間で回ることができます。地下鉄の一日券を買えば、楽に安く回ることができます。はじめてボストンを訪れた人もそれほど苦労しないでしょう。英語を使う必要もあまりありません。

地図3 をごらんください。ボストンの地下鉄は何本かの路線がありますが、大学や臨床施設はレッド線とグリーン線に集中しています。

以下では、レッド線で、ハーバード駅のハーバード大学、ケンドール／

MIT駅のマサチューセッツ工科大学（MIT）、チャールズ／MGH駅のマサチューセッツ総合病院を回ります。

次にグリーン線に乗ります。グリーン線は、コープリー駅から西側がB線、C線、D線、E線の4つに分かれます。グリーン線は郊外では路面電車（トラム）となります。

まずグリーンB線で、ボストン大学と、終点のボストン・カレッジを回ります。B線はボストン大学西駅から17の駅があり、終点がボストン・カレッジ駅です。 地図3 ではこれらの駅を省略していますので、ご注意ください。次に、グリーンE線でLMA駅のロングウッド医学学術地区を回ります。ハーバード大学医学校を中心とする医学学術地区です。

最後にバスでマクレーン病院を訪ねます。

ハーバード大学：日本の新制大学のモデル

地下鉄レッド線のハーバード駅には、ハーバード大学があります。1636年に創立されたアメリカで最も古い私立大学です。学生数1万8000名、教員9000名の大規模大学で、13のカレッジや学部からなります。ボストン市の隣り町であるケンブリッジ市にあります。

ハーバード大学は、日本の新制大学のモデルになった大学です。日本の大学の一般教育での人文科学・社会科学・自然科学という3分野の枠組みは、ハーバード大学をモデルにしたものです。詳しくは『知の技法』（小林康夫・船曳建夫編、東京大学出版会）の丹野の文章「アンケート」を参照ください。

地下鉄の駅前には、ホリオーク・センターという大きなビルがあります。この建物には、インフォメーション・センター、ハーバード大学出版会（書店）、大学保健サービスなどいろいろな施設が入っています。インフォメーション・センターでは、大学に関するいろいろなパンフレット類が置いてあり、ハーバード大学のグッズも販売しています。

ハーバード大学の地図を示します（ 地図4 ）。

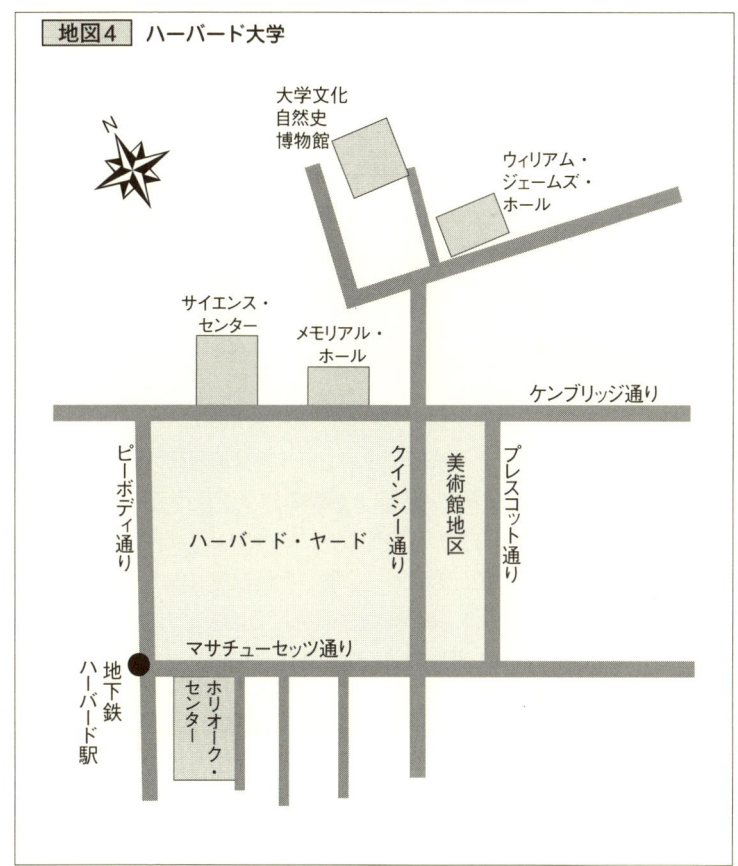

地図4 ハーバード大学

観光地としてのハーバード大学

キャンパスの中は誰でも自由に見ることができ、大学の中心部（ハーバード・ヤード）は1時間ほどで見ることができます（ 写真2.1 ）。

　良い意味で、ハーバード大学は観光地化されています。ミシュランの観光ガイドブックでは★★★（三つ星）で推薦されているほどです。キャンパスのアカデミックな雰囲気にはまってしまったら、一日歩いても足りないでしょう。

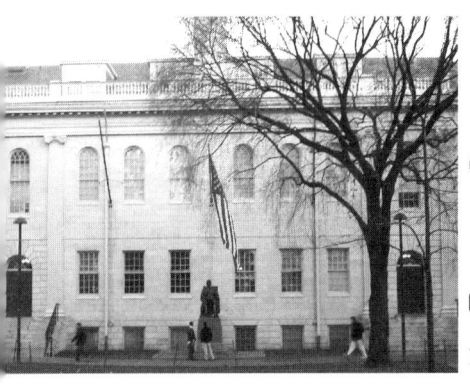

写真2.1 ハーバード大学の中心にある大学ホール。建物の前に建つのは創立者のひとりジョン・ハーバードの銅像
Harvard University
所 859 Massachusetts Avenue, Cambridge, MA
http://www.harvard.edu/

　例えば、ハーバード大学には3つの美術館があります。サックラー美術館はおもに東洋の美術品を集めています。フォッグ美術館は中世以降の西欧美術を扱っていて、世界を代表する画家の作品が集められており、モローやロセッティの作品などが印象的です。ブッシュ・リーシンガー美術館は北欧の美術品を集めています。その隣りには視覚芸術カーペンター・センターがあります。ル・コルビジェが設計した建物です。5ドルを払うと、3つの美術館共通の入館バッジをくれます。私個人としては、フォッグ美術館がお勧めです。

　博物館もたくさんあります。ハーバード・ヤードの北側の「科学エリア」に大学文化自然史博物館があります。ここには、①植物学博物館、②比較動物学博物館、③鉱物学・地質学博物館、④ピーボディ考古学・民族学博物館の4つが入っています。

ジェームズとアメリカ初の心理学実験室

ハーバード大学は、アメリカ心理学の発祥の地ともいえます。心理学科は、ウィリアム・ジェームズ・ホールという建物にあります。ウィリアム・ジェームズという名前から古い建物だろうと想像していましたが、15階建ての高層ビルだったのには驚きました（ 写真2.2 ）。ハーバード大学ではじめて建てられた高層ビルとのことです。建築家はミノル・ヤマサキという日系人です。

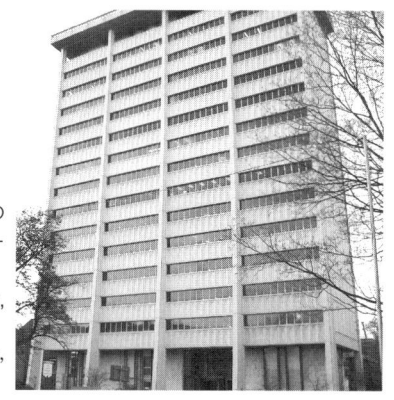

写真2.2　ハーバード大学心理学科。ハーバード大学ではじめての高層ビル、ウィリアム・ジェームズ・ホール
Psychology Department, William James Hall
所　33 Kirkland Street, Cambridge, MA

　ハーバード大学の心理学コースは、1875年にジェームズによって作られました。ウィリアム・ジェームズ（1842～1910年）は、一般にはプラグマティズムの哲学者として有名ですが、もともとはハーバード大学で医学の学位をとり、生理学・解剖学・心理学を講義しました。1875年にはアメリカではじめて心理学の教授となり、アメリカで最初の心理学実験室を作りました。その後、スペンサーの社会進化論に興味を抱き、しだいに哲学の道に進み、1885年にはハーバード大学の哲学の教授となりました。

ハーバードの心理学科：アメリカ心理学の発祥の地

　その後、心理学科は、ホール、ミュンスターバーグ、プリンス、ボーリング、エスティスといったそうそうたる心理学者を生みました。
　現在、ハーバード大学は13個のカレッジや学部からなりますが、そのうち文理学部に心理学科があります。現在はシャクターが主任をつとめています。
　研究グループは、①実験精神病理学・臨床心理学グループ、②認知・脳・行動グループ、③発達心理学グループ、④社会心理学、の4つに分かれています。
　発達心理学グループのピンカーは日本でも有名で、『人間の本性を考える－心は「空白の石版」か（上・中・下）』（山下篤子訳、NHK出版）をは

じめとして、何冊か邦訳が出ています。

ハーバード大学の臨床心理学

ハーバード大学の臨床心理学は有名です。1927年、モートン・プリンスの指導のもとで大学に心理学クリニックが作られました。

TAT（主題統覚テスト）で有名なマレイや、人格心理学で有名なオルポート、眼球運動など生理的指標を使った臨床研究で有名なホルツマン、精神病理学のマハーやローゼンタールといったそうそうたる臨床心理学者を生んできました。これらの心理学者の著作は邦訳もたくさんあります。

臨床心理士の養成コースはありませんが、その基礎研究として実験精神病理学が盛んです。現在の臨床心理学グループのトップはマクナリーです。マクナリーは、認知行動療法学会（ABCT）でも活躍しています。

ウェグナーのシロクマ効果

社会心理学グループの教授ウェグナーは、「シロクマ効果」の命名者として有名です。シロクマ効果とは、思考抑制の逆説効果（何かを考えまいと抑制すればするほど、そのことを考えてしまうという現象）のことです。

ロシアの作家ドストエフスキーは、『冬に記す夏の印象』（1863年）で、「シロクマのことを考えるな」と言って弟を困らせたエピソードを書いています。これにちなんで「シロクマ効果」と名づけられました。

この研究は、1987年のウェグナーらの実験からはじまりました。実験参加者に、ある対象（例えばシロクマ）を指定し、「その対象について考えないようにせよ」という教示を与えます。すると、実験参加者は、逆にその対象についての思考が増えてしまいます。

臨床的にみても、強迫性障害やPTSDにおいては、イヤなことを考えまいとすればするほど、それを考えてしまうという訴えが多いのですが、これはシロクマ効果の一種とも考えられます。思考抑制の程度を測るための「シロクマ思考抑制質問紙」も開発されています。

シロクマ効果を説明するために、ウェグナーは皮肉過程理論を提唱し、

1994年には『シロクマと望まない思考：抑制、強迫観念、心的コントロール』という本を出しました。

文科系も強いマサチューセッツ工科大学

地下鉄レッド線のケンドール／MIT駅を出ると、すぐにマサチューセッツ工科大学（MIT）の広大な敷地です（**写真2.3**）。

MITはノーバート・ウィーナーなど多くの自然科学者を輩出してきましたが、人文科学や社会科学にもかなりの力を入れています。言語学のヤコブソンやチョムスキー、科学史のクーンなどはよく知られています。経済学でも多くのノーベル賞受賞者がいます。

有名な精神分析学のエリクソンはMITの客員教授をつとめていました。エリクソンは発達心理学の理論家で、「アイデンティティ」という用語で有名です。

1951年には経済学・社会科学部の中に心理学コースができ、1964年に正式な心理学科となりました。ヘルド、トイバーといった有名な実験心理学者を輩出してきました。1986年に、心理学科は脳認知科学科に吸収されました。

写真2.3 マサチューセッツ工科大学（MIT）のロジャース・ビル
Massachusetts Institute of Technology
所 77 Massachusetts Avenue, Cambridge, MA
http://web.mit.edu/

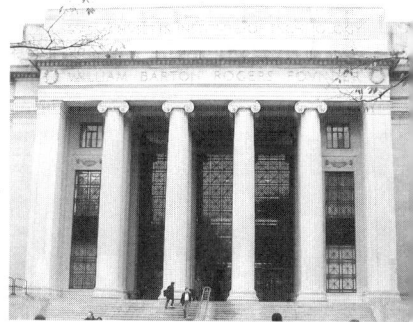

マサチューセッツ総合病院の中を歩いてみよう

地下鉄レッド線に乗ると、次はチャールズ駅／MGHに着きます。チャールズとは、ボストン市とケンブリッジ市の境を流れるチャー

ルズ川のことです。駅のすぐ近くにマサチューセッツ総合病院（MGH）があります。

この病院の近くには、フリーダム・トレイル、ボストン・コモン、科学博物館といったボストンの観光名所がたくさんあります。これらを訪ねた際には、ついでにこの病院を訪ねることをお勧めします。

マサチューセッツ総合病院はまわりが高いビルに囲まれ、塀のようになっているので、中が見えにくい構造になっています。しかし南側から回ると、正面にホワイトビル（ 写真2.4 ）があり、そこに正面玄関があります。

病院の中は自由に見て歩くことができます。病院の中に小さな教会もあります。売店やトイレなども利用できるので、訪問者には便利です。

南東のパークマン通りから入ると、芝生の中庭（ブルフィンチ・ローン）があります。この芝生は、以前はプリンス牧草地と呼ばれる牧場でした。その正面にブルフィンチ・ビルがあります。イオニア式の列柱をもつ古典風の建物です。この建物の3階には、手術室のドームがあります。この手術室は、世界ではじめてエーテル麻酔の手術に成功したところで、「エーテル・ドーム」（p.38）と呼ばれ、一般公開されています（入場無料）。

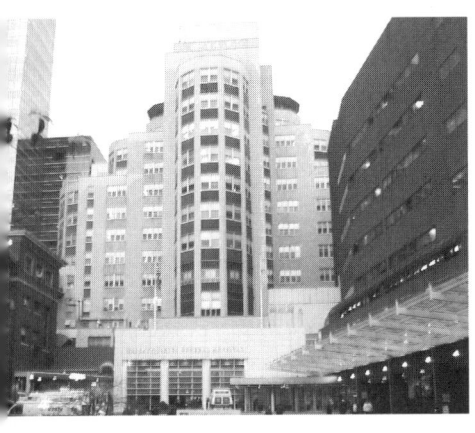

写真2.4　マサチューセッツ総合病院ホワイトビル
Massachusetts General Hospital
所 55 Fruit Street, Boston, MA
http://www.mgh.harvard.edu/

アメリカで3番目に作られた総合病院

アメリカの医学を語るときには、マサチューセッツ総合病院をはずすことはできません。少しこの病院の歴史をたどってみましょう。

1811年に、ボストン救貧院の牧師ジョン・バーレットが、ボストンに最新式の総合病院を作ることを提案します。その頃は、医師の往診によって自宅で治療するのがふつうでした。お金のない人は治療を受けられませんでした。病院は、もともと貧しい人々のための治療施設として出発したのですが、当時、総合病院といえば、ペンシルバニア病院（1751年）とニューヨーク病院（1771年）の2つしかありませんでした。

この提案に、ハーバード大学医学校の教授ジョン・コリンズ・ウォレンとジャクソンが同意して、病院設立が決まりました。アメリカで3番目にできた総合病院です。

しかし資金を集めるのに時間がかかり、病院が建てられたのはその10年後の1821年のことでした。病院ができる前の1816年には、分院である精神科のマクレーン病院（p.78）が完成しました。つまり、本院ができる前に分院が完成するという奇妙なことがおこったわけです。

マサチューセッツ総合病院のビルを設計したのは、有名な建築家のチャールズ・ブルフィンチです。このビルは今でも残っています。「エーテル・ドーム」（p.38）のある建物です。

病院の最初の患者は水夫で、「ニューヨークで梅毒に感染した」と記録されています。先を越されたニューヨーク病院へのライバル意識が伝わってくるようです。

ボストンの医学を築いたウォレン家

創設者のジョン・コリンズ・ウォレンは、ハーバード大学医学校の第2代教授です。ウォレン家は医師の家系で、5代続けて有名な医学者を出しました。

ジョセフ・ウォレン（1741〜1775年）（p.55）はアメリカ独立戦争に参加した軍医でしたが、政治家としても有名で、バンカーヒルの戦いで戦死し、アメリカのヒーローになりました。その弟のジョン・ウォレン（1753

〜1815年）もアメリカ独立戦争に参加した軍医で、1782年にハーバード大学医学校を創設し、初代教授となりました（p.55）。彼には19人の子どもがいたそうですが、そのうちジョン・コリンズ・ウォレン（1778〜1856年）が父の後を継いでハーバード大学医学校の第2代教授となりました。彼がマサチューセッツ総合病院の創設に尽くしました。当時のハーバード大学医学校は実習のしやすい場所を探していたので、この病院は最初の教育病院となりました。

ジョン・コリンズの息子ジョナサン・メイソン・ウォレン（1811〜1867年）は形成外科のパイオニアとして知られています。その息子のジョン・コリンズ・ウォレン（1842〜1927年）は、1888年に無菌手術をアメリカに導入したことで有名です。その息子のジョン・ウォレン（1874〜1928年）は臨床医学には興味がもてず、解剖学に打ち込みました。有名な解剖学のアトラスを作り、その名前を残しています。

こんな家系に生まれた子どものプレッシャーは相当なものでしょう。

インパクト・ファクターが50を越えた医学雑誌

ジョン・コリンズ・ウォレンは、この病院の創設者としてだけでなく、アメリカの医学史のいろいろな場面に名前を残しています。次に述べるように、1846年のエーテル麻酔手術をおこなったのは彼でした。また彼は、1812年に『ニューイングランド医学雑誌』を創刊したことでも知られています。この雑誌は、医学雑誌では最も古い歴史をもっています。『JAMA』（アメリカ医師会誌）や『ランセット』と並び、世界の5大医学雑誌のひとつとされています。雑誌のレベルはトップクラスで、インパクト・ファクターが50を越えたこともあるというので驚かされます。

また、ジョン・コリンズ・ウォレンの集めた解剖学の標本をもとにして、ウォレン解剖学博物館が作られました。後述のように、ハーバード大学医学校のカウントウェイ図書館で一般公開されています（p.63）。

エーテル・ドーム：アメリカの麻酔手術の発祥の地

ブルフィンチ・ビルの上にはドーム型の屋根がついています。1821年から1867年までは、実際に手術室として使われました。この手術室は現在は一般開放されていて自由に見学することができます。ドーム内は円型のすり鉢のような形をしていて、同心円状に椅子が並び、手術を見学できるようになっています。

手術室が建物の最上階にあるのは、麻酔がなかった頃の手術が阿鼻叫喚の中でおこなわれたので、その声が周囲に聞こえにくいようにするためです。

この手術室が「エーテル・ドーム」と呼ばれるのは、1846年10月16日にここで世界ではじめてエーテル麻酔の公開外科手術がおこなわれ、それに成功したからです。この部屋の壁には、「エーテルの日1846年」というタイトルの絵画が飾ってあります（写真2.5）。2001年に、画家のプロスペリ夫妻によって描かれたものです。

この絵に沿って説明しましょう。

患者は、ギルバート・アボットという印刷・出版業を営む若者です。側頸部に瘤ができたため、摘出手術がおこなわれました。麻酔をおこなったのは歯科医のウィリアム・モートンという25歳の青年です。絵の中の一番右側の人物で、エーテルの入ったフラスコを患者の顔にかけています（25歳の青年にしては、少し太っていて老けて見えますが）。

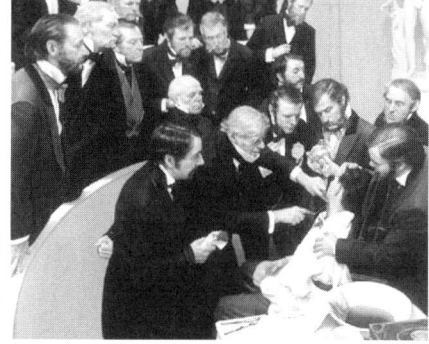

写真2.5 「エーテルの日1846年」（マサチューセッツ総合病院のホームページより）

執刀しているのは白髪の外科医ジョン・コリンズ・ウォレンで、この病院の創設者です。そのまわりで、フロックコートで正装した18名の医師たちが手術を見守っています。

失敗したウェルズの転落人生

手術の結果、患者が痛みを訴えなかったため、麻酔は成功しました。執刀医のウォレンは「今回はイカサマではなかった」と言ったそうです。

というのは、その前の年に、モートンの開業仲間のウェルズが失敗したからです。ウェルズの実験は笑気ガスを使ったもので、同じくマサチューセッツ総合病院で、ウォレンたちの見ている前でおこなわれました。しかし、患者が痛みを訴えて失敗してしまい、「イカサマだ」という声が出ました。

その後、ウェルズは転落の人生を歩みます。のちに麻酔の手術で患者が死亡したため、医者をやめてしまいました。ヨーロッパでセールスマンとなりますが、売春婦に硫酸をかけるなど異常な行動をするようになり、刑務所に入れられました。最後は、クロロホルムを吸入しながら自殺をしてしまいました。

当時の麻酔というものは、バクチでひと山当てるようなものだったのでしょう。思いもよらないドラマが隠されています。

成功したモートンの数奇な人生

バクチでひと山当てても、幸福な人生が送れるとは限りません。ウィリアム・モートン（1819〜1868年）は、ボルティモア歯学校の第1期生でした。その後、ウェルズとともに開業しました。モートンは政治家の姪と結婚しましたが、当時は歯科医という職業が確立していなかったため、妻の父親から「医学を勉強すると約束すれば結婚を認める」と言われました。このため、モートンは1844年にハーバード大学医学校に入学しました。この大学の医学者ジャクソンの化学の講義で、エーテル麻酔の可能性を教わりました。しかし、モートンはハーバード大学を中退してしま

いました。

モートンは試行錯誤の末、エーテルを用いた麻酔で抜歯に成功しました。このため、エーテル麻酔を手術に用いることを考え、1846年にマサチューセッツ総合病院で実験をしました。これが成功し、モートンは一躍有名になりました。

彼はエーテル麻酔で特許をとろうと何回も申請しましたが、成功のニュースが世界中に広まってしまったため、特許は認められませんでした。有力者が何とか国からの報奨として10万ドルをモートンに贈らせようとしましたが、なかなかうまくいきませんでした。しかも、この過程で、エーテル麻酔の可能性を教えた医学者ジャクソンが先取権を主張したため、対立してしまいました。

南北戦争がおこると、1862年に軍医として北軍のポトマック軍に参加し、2000名以上の負傷兵にエーテル麻酔を施しました。しかし1868年、ニューヨークのセントラル公園で日光浴をしているときに倒れて亡くなりました。49歳の若さでした。

死後、1871年になってやっと、エーテル麻酔の発明の功労により、モートンの家族に報奨金が贈られました。モートンの生涯については、1944年にハリウッドで『偉大な瞬間』というタイトルで映画化されました（監督はプレストン・スタージェス、日本未公開）。

ジャクソンの奇行

モートンと麻酔の特許をめぐって争った医学者ジャクソンという人も少し変わっています。チャールズ・ジャクソン（1805〜1880年）は、ハーバード大学医学校を卒業した医学者で、地質学の仕事でも名前を残しています。

彼は、いろいろな発明や発見に関して、自分がそのアイディアを考えたと先取権を主張し、多くの人と対立しました。モートンが発明した麻酔をはじめとして、シェーンバインが発明した綿火薬（ニトロセルロース）、モールスが発明した電信機、ボーモント（消化生理学の父と称される）が発見した胃の消化機能、ホートンが発見したスペリオル湖の銅鉱床などです。

晩年のジャクソンはマクレーン精神病院（p.78）に入院し、そこで生涯を終えました。彼はケンブリッジ市のマウント・オーバーン墓地に埋葬されましたが、そこは奇しくも、ライバルのモートンと同じ墓地でした。

麻酔の発見にかかわった人がいずれも悲劇的な晩年を迎えているのは不思議なことです。

まじめな冗談写真

写真2.5 の「エーテルの日 1846年」という絵は2001年に画家によって描かれたものですが、絵のモデルとなっているのは、実は現代のマサチューセッツ総合病院の医師たちです。この絵を描くために、1999年の春に各科の主任がスタジオに集まって写真をとりました。まるで俳優のように、150年前の服装をして、ひげをつけ、きちんと化粧をしてのことです。絹のネクタイがこのために特注されました。衣装の時代考証や化粧のために、エマーソン・カレッジの美術学部のスタッフが手伝いました。そのときのスナップ写真も病院のホームページに公開されています。こうして撮った写真をもとに、画家が1年かけて絵画に仕上げたわけです。

ちなみに、モートン医師を演じているのは、マサチューセッツ総合病院の麻酔科の主任です（だから、25歳の青年にしては老けているわけです）。ウォレン医師を演じたのは心臓発作治療チームの主任です。周囲の人物も、この病院の各科の主任医師です。なお、患者のアボット役は俳優です。

一見するとマジメな歴史画のようですが、実はアメリカ的な悪ノリの産物のようです。

ハーバード大学医学校の教授の完全犯罪

マサチューセッツ総合病院は、ハーバード大学医学校の最初の教育病院となりました。1846〜1883年に、この病院のすぐ近くに、ハーバード大学医学校が引っ越してきました。このとき、驚くべき事件がおこりました。

1849年に、マサチューセッツ総合病院の医師パークマンがハーバード

大学医学校の化学実験室で殺されるという事件がおこりました。犯人として逮捕されたのは、ハーバード大学医学校の教授のウェブスターでした。ウェブスターはパークマンから金を借り、パークマンが取り立てたためにおこった殺人でした。ウェブスターは犯罪を隠すために、遺体を実験室の暖炉で焼きました。紳士の犯罪にボストン市民は驚きました。

この裁判で弁護側の証人となったのが、前述のエーテル麻酔を成功させた歯科医モートンでした。しかも、検察側の証人となったのが、かつてモートンにエーテル麻酔の可能性を教えた医学者ジャクソンでした。当時ふたりは麻酔の特許をめぐって対立しており、その対立が裁判にもち込まれたわけです。

150年前の事件とはいえ、ふつうなら病院のスキャンダルは隠したいところでしょうが、この事件についてはマサチューセッツ総合病院のホームページに出ています。

病院ソーシャルワーカーの発祥の地

マサチューセッツ総合病院は、ソーシャルワーカーの発祥の地です。この病院の医師リチャード・カボットは、病気と社会的環境には関係があると考え、社会環境の改善によって病気を治療しようとしました。そしてプロのソーシャルワーカーを雇いました。これは世界初の病院のソーシャルワーク・プログラムであり、この病院は世界で最初にソーシャルワーカーを雇用した病院となりました。1905年のことです。

最初はガーネット・ペルトンが雇われましたが、彼女は結核にかかって半年後に退職しました。その後任のアイダ・キャノンはその後40年間、ソーシャルワーカーとして働きました。

キャノンは看護師として働いていましたが、社会活動家のジェーン・アダムス（1931年にノーベル平和賞受賞）の仕事に感銘を受け、看護師とは別のソーシャルワーカーという専門家になることを決心しました。当時作られたばかりのボストン・ソーシャルワーク学校（現シモンズ・カレッジ）で勉強しました。このときに、マサチューセッツ総合病院のカボット医師のもとで働くことになったのでした。1907年にこの学校を卒業した

キャノンは正式に病院の職員となりました。1914年には、病院の中に、正式にソーシャルサービス科が設けられ、キャノンはその責任者となりました。

ソーシャルサービス科といっても、はじめは、人通りの多い院内の場所に机がひとつあるだけでした。ソーシャルサービス科は、健康の問題における非医学的な側面に目を向けて、それを解決しようと努めました。キャノンは1945年に病院を退職しましたが、そのときには、この科は30名のソーシャルワーカーを抱えるほどに成長していました。

カボットとキャノンは、全米を回って、ソーシャルワークの大切さを訴える講演をしました。キャノンは、病院のソーシャルワーカー協会を作るのにも力を尽くしました。1971年、協会は彼女の名前をとってキャノン賞を設けました。

マサチューセッツ総合病院の試みがモデルとなって広がり、1911年にはアメリカの11都市で44のソーシャルワーク科が作られました。その2年後には、200の科に増えました。

ソーシャルワーカーの教育は、はじめ、看護師の教育を受けた者に対しておこなわれていました。その後1929年には、アメリカの10大学が医学ソーシャルワークの学科を作り、その後は、看護職とは独立した専門職と認められるようになりました。

現在のマサチューセッツ総合病院

1939年には、ホワイトビル（ 写真2.4 ）が立てられました。このビルは13階建てで、長い間、この病院で最も高いランドマークとなってきました。

その3年後の1942年には、近くのココナット・グローブのナイトクラブで火災があり、多くの犠牲者やケガ人がこのビルに運びこまれました（p.73）。

1994年、マサチューセッツ総合病院とブリガム＆婦人病院（p.70）は保険システムの上で連携し、パートナーズ・ヘルスケア・システムを作りました。マサチューセッツ総合病院の従業員は約2万人で、ボストンでは

最も従業員の多い事業体です。

マサチューセッツ総合病院は900床で、ボストン地域に7つの施設をもっています。例えば、チャールズ川をはさんだ敷地には神経イメージング研究の施設があります。

マサチューセッツ総合病院のまわりには、シュライナーズ小児病院、マサチューセッツ州公衆衛生局などいろいろな医療施設があります。

マサチューセッツ総合病院の精神科

マサチューセッツ総合病院には、精神科の分院としてマクレーン病院（p.78）があったので、総合病院の中に精神科ができたのは比較的遅くなりました。1934年にロックフェラー財団の援助のもとに精神科が作られました。初代の主任はスタンレイ・コップでした。現在の主任は第7代目のローゼンバウムです。この間、世界的に有名な多くの精神医学者や心理学者を輩出しました。

マサチューセッツ総合病院のスタッフは、すべてハーバード大学医学校の教員の肩書きをもって仕事をしています。そこで、この病院の精神科については、ハーバード大学医学校の精神科（p.72）のところで詳しく述べます。

コープリー・プレイス：旧ハーバード大学医学校

さて次に、地下鉄グリーンB線で回りましょう。レッド線から乗り換えるには、パーク・ストリート駅で降ります。グリーンB線のコープリー駅の周辺はバックベイ地区と呼ばれ、高層ビルが並んでいます。

地下鉄の駅を降りると、すぐ目の前にボストン公立図書館が建っています。旧館と新館の2つのビルがあり、旧館はルネサンス・リバイバル様式のみごとな建物です。新館が建っている場所には、以前はハーバード大学医学校が建っていました。ハーバード大学医学校は1782年にケンブリッジ市のキャンパスに創設されましたが（p.56）、実習しやすい場所を求めてボストン市内を転々としました。1883年から1906年までの20年近くは、この場所にありました。

2003年には、高層ビルのマリオットホテルで、行動療法促進学会（AABT）が開かれ、約3000名の参加者がありました。

このあたりにはいろいろな観光名所があります。プルデンシャル・センターの50階にはスカイウォークという展望台があり、ボストンの市内を一望できます。

ボストン大学：アメリカで３番目に大きい大学

グリーンB線は、ケンモア駅を過ぎると地上に出て路面電車となります。ケンモア駅で降りると、フェンウェイ・パーク球場があります。松坂大輔のいるボストン・レッドソックスの本拠地です。この球場は地図で見てもわかりますが、明らかにいびつな形をしています。

グリーンB線で西に行くと、ボストン大学（ボストン・ユニバーシティ）があります。キャンパスは長方形で、縦は300メートルなのに対して、横は２キロメートルにわたって続きます。世界一細長いキャンパスといってよいでしょう。 地図３ に示すように、ボストン大学には、東駅、中央駅、西駅の３つの駅があります。

ボストン大学は、学部学生１万5000名、大学院生5000名、教員4000名であり、アメリカで３番目に大きい私立大学です。ボストン大学には、教官や学生も含めて130名近くの日本人がいるということです。例えば、2008年にクラゲの研究でノーベル化学賞を受賞した下村脩氏もボストン大学で長く研究し、名誉教授となりました。

認知心理学の第一線で活躍する日本人

ボストン大学の心理学科は文理学部に属し、①脳・行動・認知グループ、②臨床心理学グループ、③人間発達グループの３つの研究グループがあります。

このうち、脳・行動・認知グループの教授をつとめるのが渡辺武郎氏です。以前に渡辺氏のラボを訪問し、アメリカの心理学について教えてもらうことができました。渡辺氏は東京大学の心理学科とその大学院を出て、ハーバード大学のポスドクで研究し、ボストン大学の教授をつとめていま

す。渡辺氏の専門は知覚心理学や知覚学習です。この分野では、脳のイメージングや生理学と区別がつかなくなっており、渡辺氏はハーバード大学医学校やマサチューセッツ工科大学やマサチューセッツ総合病院ニューロイメージング研究施設などと密接な連携をとって研究しています。渡辺氏は、『ネイチャー』などの一流の専門誌に多くの論文を載せており、アメリカの新聞や雑誌などにもよく取り上げられます。アメリカでは研究費(グラント)の競争が激しいが、一度とれるとどんどん研究も進み、研究環境もよくなる、ということでした。渡辺氏は異常心理学にも関心が深く、東京大学医学部精神科と共同で統合失調症の認知心理学的研究をしていたこともあります。

バーロウ：アメリカの認知行動療法のリーダー

ボストン大学の臨床心理学グループの主任教授をつとめているのがバーロウです。

デイビッド・バーロウ（1942年〜）は、認知行動療法の世界的なリーダーです。バーモント大学で博士号をとり、ニューヨーク州立大学の教授を経て、ボストン大学の教授となりました。不安障害の認知行動療法で有名で、400本の論文と20冊の著書があります。1978年にはアメリカ行動療法促進学会（AABT）の会長をつとめました。

バーロウは、不安障害の認知行動療法をおこなう不安関連障害センターを作り、所長をつとめています。写真2.6 は、センターを訪ねたときに

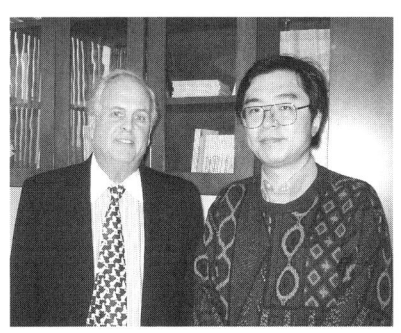

写真2.6 バーロウと、ボストン大学の不安障害関連センターCARDにて
Center for Anxiety and Related Disorders at Boston University
所 648 Beacon Street, Boston, MA
http://www.bu.edu/card/

撮ったものです。

　邦訳されたバーロウの著作には、『恐慌性障害－その治療の実際』(バーロウ・サーニー著、上里一郎監訳、金剛出版)、『一事例の実験デザイン』(バーロウ・ハーセン著、高木・佐久間監訳、二瓶社)があります。

　2004年には来日し、神戸で開かれた世界行動療法認知療法会議(WCBCT)に参加しました。基調講演やシンポジウムなど多くのプログラムで話しました。また、2006年に香港中文大学で開かれたアジア認知行動療法会議では、主賓として参加しました。バーロウは香港中文大学の臨床心理学プログラムと正式の提携をしており、この大学の大学院生がバーロウのもとでスーパービジョンを受けています。私も講演を聞いていました。講演が終わったバーロウがたまたま隣りに座ったので、「ぜひ日本に招待したい」と話したところ、「スケジュールが合えば」という返事でした。この約束は果たされていませんが、機会があれば実現させたいと思っています。

　このボストン大学で、2010年に世界行動療法認知療法会議(WCBCT)が開かれました。それを主催したのがバーロウでした。この大会の開会式で、バーロウは「ボストンの認知行動療法 1965年、2010年、2025年」と題する基調講演をおこないました。

バーロウのエビデンス革命

　バーロウは、認知行動療法においてだけではなく、世界の臨床心理学のリーダー的な存在でもあります。

　1993年にアメリカ心理学会の第12部会(臨床心理学部会)が作成した心理学的治療のガイドラインは有名ですが、このタスクフォースの座長をしたのがバーロウです。つまり、1980年頃から心理学的治療法の効果を確かめる対照試験が非常に多くなり、それを集約するため、第12部会はバーロウを座長とするタスクフォースを組織したのでした。このタスクフォースは、1993年に「十分に確立された治療」18種と「おそらく効果がある治療」7種を選び出しました。このガイドラインは大きな反響を呼び、多くの専門誌で特集が組まれました。その後もタスクフォースは活

動を続け、1998年にはリストが追加されました。この版では「おそらく効果がある治療」は55種に増えています。このガイドラインを転換点として、アメリカの臨床心理学は、科学的な志向を急速に強めていくことになるのです。

そうしたエビデンス革命の中心人物がバーロウです。詳細は拙著『エビデンス臨床心理学』(丹野義彦、日本評論社) を参照ください。

不安障害への認知行動療法の本場：CARD

地下鉄グリーンB線のケンモア駅で降りると、ボストン大学の建物があり、その中に不安関連障害センター (CARD) があります。ボストン大学心理学科の付属施設であり、バーロウが作ったものです。

2003年にアメリカ行動療法促進学会 (AABT) がボストンで開かれたとき、学会の空き時間を利用してCARDを訪ねたことがあります。予約もせずにドアを開けて、拙い英語で日本から見学に来た心理学者であることを伝えました。ナース・アドミニストレーターのボニー・コンクリンさんが親切に対応してくれました。その説明によると、CARDは全般性不安障害やパニック障害、強迫性障害などの不安障害の心理学的治療の施設です。年間350人ほどの大人と125名ほどの子どもが治療に訪れます。認知行動療法が中心で、だいたい12週間のプログラムをおこなっています。また、臨床心理士は7名で、臨床心理士の訓練施設にもなっています。

バーロウはこの施設で、パニック障害に対する認知行動療法の効果研究をおこないました。このような効果研究が「実証にもとづく実践（エビデンス・ベースト・プラクティス）」へと発展したのです。

バーロウの論文の抜き刷りをもらっているうちに、たまたまバーロウ本人があらわれ、あいさつをすることになりました。そのときに撮ったのが 写真2.6 です。それからバーロウとは、前述のように、2004年の神戸、2006年の香港と何回かお目にかかる機会ができました。

CARDのビルの近くには、ボストン大学のブックストアがあります。ここではボストン大学のグッズをたくさん売っています。

ドイツ生まれの認知行動療法家ホフマン

ボストン大学の心理学科は、臨床心理学で有名です。バーロウが主任教授をつとめ、ホフマンやピンカスなどが教授をつとめています。

ステファン・ホフマンは、不安障害の認知行動療法で有名です。ドイツ生まれで、マールブルグ大学で学位をとりました。バーロウとともに、CARDにおいて認知行動療法をおこなっています。この施設の中に、「心理療法と情動研究室（PERL）」というグループを作って研究しています。ホフマンは、対人不安の認知行動療法についての著書を多く出しています。

2009年には、東京で開かれた日本不安障害学会に招待されて来日し、シンポジウムに参加しました。シンポジウムの後で、日本の若手の臨床心理学者との懇談会を開きました。2010年にボストン大学で開かれた世界行動療法認知療法会議（WCBCT）では、ホフマンは組織委員の中心として活躍していました。

ボストン・カレッジのゴシック建築

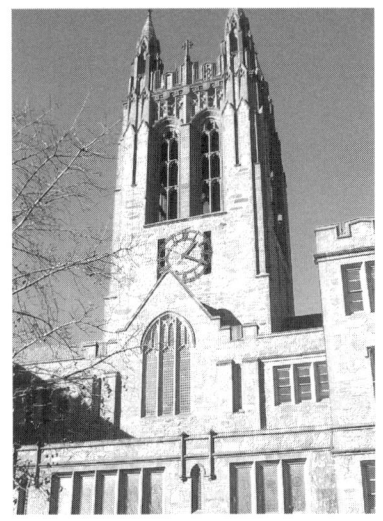

地下鉄グリーンB線で終点まで行くと、ボストン・カレッジ駅に着きます。途中17の駅があるので30分はかかります。ボストンの中心

写真2.7 ボストン・カレッジ。ゴシック建築のギャッソン・ホール
Boston College
所 140 Commonwealth, Chestnut Hill, MA
http://www.bc.edu/

部から約10キロ離れたチェストナットヒルという丘の上にあります。

ボストン・カレッジは、よくボストン大学(ユニバーシティ)と間違われますが、まったく別の大学です。

ボストン・カレッジは、1863年創立のカトリック系の中規模私立大学です。カレッジといっても単科大学ではなく、8つの学部からなる総合大学です。キャンパスの建物はとても落ち着いていて、歴史が感じられます。キャンパスの中央にあるのがギャッソン・ホールです（ 写真2.7 ）。1913年建造のゴシック様式で、この大学で最も古い建物です。高い塔をもち、大学のランドマークとなっています。

観光地の中にあるロングウッド医学学術地区

地下鉄のグリーンE線が通るハンチントン・アベニューには、多くの観光名所があります。例えば、ボストン美術館（ 写真2.8 ）や、イ

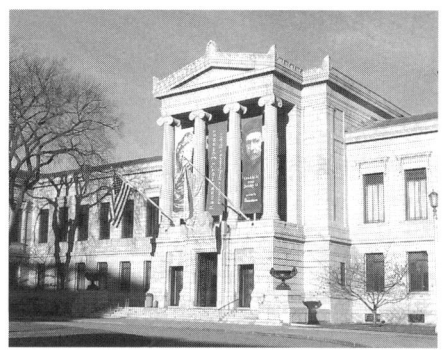

写真2.8 ボストン美術館
Museum of Fine Arts, Boston
所 465 Huntington Avenue, Boston, Massachusetts 02115-5523
http://www.mfa.org

写真2.9 クリスチャン・サイエンス・センター
The First Church of Christ, Scientist
所 210 Massachusetts Avenue, Boston, MA 02115-3195
http://www.tfccs.com

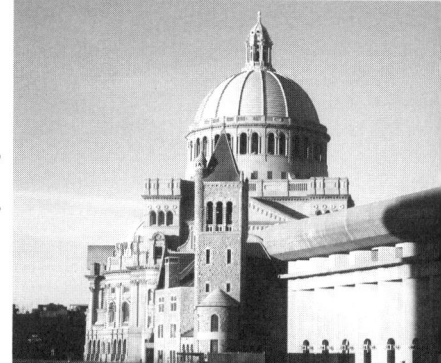

ザベラ・スチュワート・ガードナー美術館、クリスチャン・サイエンス・センター（写真2.9）、シンフォニーホールなどです。このような名所を訪れる機会があれば、ぜひロングウッド医学学術地区を見てください。

地下鉄のグリーンE線は、ボストン美術館のあたりから、地上を走る路面電車となります。美術館のまわり、ハンチントン・アベニューの西側は「ロングウッド医学学術地区（LMA）」と呼ばれ、たくさんの大学や病院が並んでいます。ボストンのツアーのハイライトともいうべき場所です。適当な停留所で降りて見学するとよいでしょう。

ロングウッド医学学術地区にある施設を図2.1に示します。ここに示すように、中心となるのはハーバード大学医学校です。医学校を中心として歯学校と公衆衛生学校があり、その提携病院が多く並んでいます。また、ノースイースタン大学をはじめとして、大学もたくさんあります。そのうちの6つは「フェンウェイ6大学」（COF）という連携を作っています。ほかにも、ラテン学校（高校）やニューイングランド音楽院（コンサバトリ）などがあります。

ただし、ハンチントン・アベニューから東南の地域は、治安の点で、あまり深入りしないほうがよいでしょう。

大学や病院の共同体 MASCO

この地区にある大学や病院は、1972年に、まとまってMASCOというNPO法人を設立しました。MASCOとは、メディカル・アカデミック＆サイエンティフィック・コミュニティ・オーガニゼーションの略です。図2.1に示すような24の施設が加入しています。

MASCO全体では、4万人の従業員と2万人近くの学生がおり、年延べ200万人の患者が来ます。年間収入は50億ドル（5000億円）に達します。そこで、各施設がいろいろなサービスを共有するために、MASCOを作ったのです。例えば、電話網とか、交通の管理（駐車場の管理、交通整理、シャトルバスなど）、警備、地域開発計画、託児所といったサービスをまとめておこなうものです。

こうしたサービスをそれぞれの施設が独自でおこなうと高くつきます

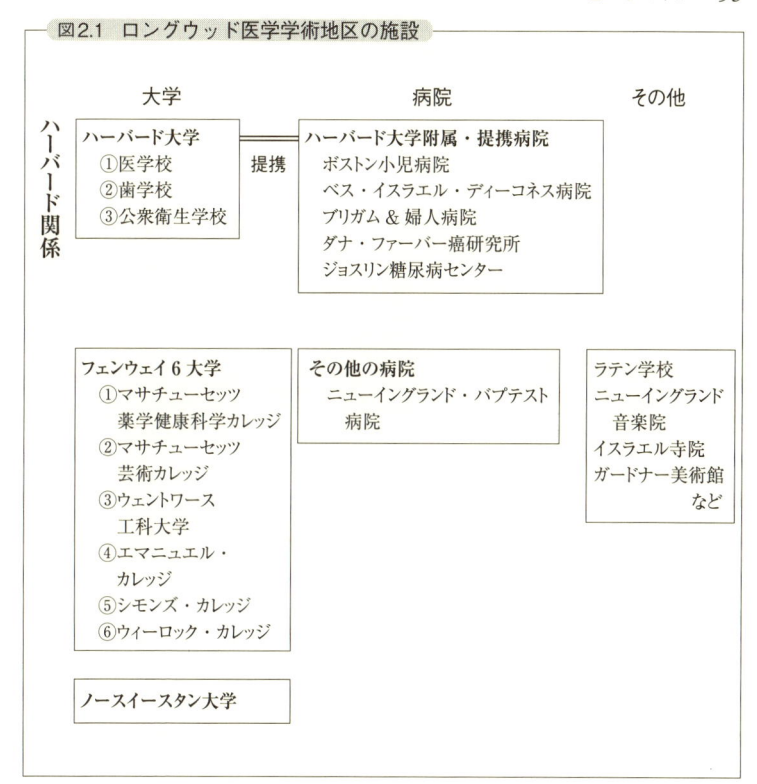

図2.1 ロングウッド医学学術地区の施設

ハーバード関係

大学：
- ハーバード大学
  ① 医学校
  ② 歯学校
  ③ 公衆衛生学校

——提携——

病院：
- ハーバード大学附属・提携病院
  - ボストン小児病院
  - ベス・イスラエル・ディーコネス病院
  - ブリガム＆婦人病院
  - ダナ・ファーバー癌研究所
  - ジョスリン糖尿病センター

大学：
- フェンウェイ6大学
  ① マサチューセッツ薬学健康科学カレッジ
  ② マサチューセッツ芸術カレッジ
  ③ ウェントワース工科大学
  ④ エマニュエル・カレッジ
  ⑤ シモンズ・カレッジ
  ⑥ ウィーロック・カレッジ

- ノースイースタン大学

病院：
- その他の病院
  - ニューイングランド・バプテスト病院

その他：
- ラテン学校
- ニューイングランド音楽院
- イスラエル寺院
- ガードナー美術館
- など

が、まとまっておこなえば安いし能率的です。世界的に見ても、このような法人組織を作っている場所は珍しいでしょう。それが可能になるほど、この地区に大学や病院が集中しているわけです。

世界をリードするロングウッド医学学術地区

　ロングウッド医学学術地区の南側は、ハーバード大学医学校を中心として、ハーバード大学の各学部や大きな病院が並んでいます。世界の医学をリードしてきた地区です。 地図5 をごらんください。

　地下鉄（路面電車）のグリーンE線のLMA駅で降りて、ハンチント

| 地図5 | ハーバード大学医学校とロングウッド医学学術地区 |

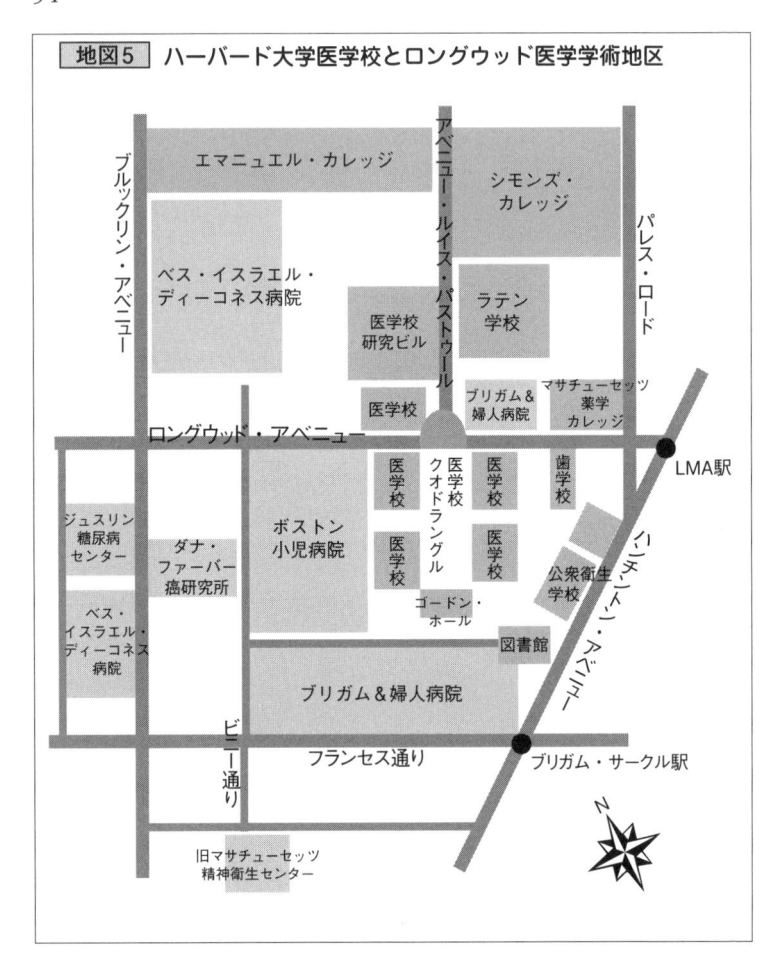

地図上の表記:
- ブルックリン・アベニュー
- エマニュエル・カレッジ
- アベニュー・ルイス・パストゥール
- シモンズ・カレッジ
- パレス・ロード
- ベス・イスラエル・ディーコネス病院
- 医学校研究ビル
- ラテン学校
- 医学校
- ブリガム&婦人病院
- マサチューセッツ薬学カレッジ
- ロングウッド・アベニュー
- LMA駅
- 医学校クオドラングル
- 医学校
- 歯学校
- ジュスリン糖尿病センター
- ダナ・ファーバー癌研究所
- ボストン小児病院
- 医学校
- 医学校
- 公衆衛生学校
- ベス・イスラエル・ディーコネス病院
- ゴードン・ホール
- 図書館
- ハンチントン・アベニュー
- ブリガム&婦人病院
- ビニー通り
- フランセス通り
- ブリガム・サークル駅
- 旧マサチューセッツ精神衛生センター

ン・アベニューからロングウッド・アベニューに入ります。そこにはハーバード大学医学校があります。ここを基点として、このあたりを歩いてみましょう。巨大な病院のビルが林立し、アメリカ医学の圧倒的なパワーを感じることでしょう。

独立戦争の熱気で作られたハーバード大学医学校

ハーバード大学医学校は、アメリカ独立6年後の1782年に作られた、アメリカで3番目に古い医学校です（p.96 図3.2 ）。

　教授は、解剖学と外科学のウォレン、医学理論と内科学のウォーターハウス、化学と薬学のデクスターの3名だけでした。当時、ウォレン29歳、ウォーターハウス28歳、デクスター32歳という若さでした。イギリスから独立したばかりの若きアメリカの青年たちが熱気に燃えて作った学部でした。

　中心となったジョン・ウォレン（1753〜1815年）は、アメリカ独立戦争の軍医でした。ウォレンの兄のジョセフは、アメリカ独立戦争の愛国者として歴史的に有名です。ジョセフ（1741〜1775年）は医師でしたが、イギリスの植民地政策に反対して軍を組織する愛国者でした。戦争中は、革命政府であるマサチューセッツ植民地議会の議長をつとめました。ジョセフはイギリス軍との戦いに一兵卒として参加しましたが、有名なバンカーヒルの戦いで戦死しました。ボストンのフリーダム・トレイルの終点がこの戦いの記念塔です。ジョセフは、アメリカ独立戦争の英雄であり、その銅像はボストンのバンカーヒル記念塔のパビリオンで見ることができます。なお、ジョセフの遺体は数カ月後になって見つかり、義歯によって識別されました。これは歯科学によるはじめての鑑定の記録だということです。

　弟のジョンは兄を心配して戦場をかけ回りましたが、イギリス軍に阻止されました。こうして、ジョンも独立戦争に軍医として参加することになりました。戦後にボストンに帰り、医師として成功し、ハーバード大学で医学の講義をするようになりました。これが、1782年に医学校として認められました。はじめはケンブリッジ・キャンパスのハーバード・ホールで授業がおこなわれました。まだ学費という制度がない時代でしたので、学生たちは1講義何ドルというふうにチケットを買って聴講していました。ジョンは雄弁で優れた授業をしましたが、心臓に持病があり、うつに悩まされました。ジョンには19人の子どもがいたそうですが、そのうちジョン・コリン・ウォレンは父の後を継ぎハーバード大学の医学教授とな

り、前述のようにマサチューセッツ総合病院を設立しました（p.38）。

　また、ベンジャミン・ウォーターハウス（1754〜1846年）も当時は28歳の若者でした。彼はヨーロッパで医学を研究して、ボストンに戻り、ハーバード大学医学校の初代教授となりました。彼はのちにイギリスのジェンナーの種痘の技術を学び、アメリカに伝えたことで有名です。

ボストン市内を放浪した医学校

　1810年、ハーバード大学医学校は、実習がしやすい場所を求めて、ケンブリッジ市からボストン市に移動しました。その後、市内を転々とします。前述のように、1846年から1883年まではマサチューセッツ総合病院の隣りに移転しました（p.42）。また、1883年から1906年までは前述のようにコープリー・スクエアにありました（p.45）。

　1906年になってようやく、現在のロッグウッド地区に定住しました。はじめに5つのビルが建てられ、クオドラングル（中庭）ができました。これらは今でも残っています。当時、学校のまわりは農地で、たくさんの病院を建てられるほど広い土地がありました。こうして、ロングウッド医学学術地区ができたわけです。はじめ、病院は閉鎖的で地域住民と接触せず、批判を受けました。これに対して、大学はできるだけオープンスペースを作り、地域に溶け込むように努力してきました。

　1860年には、学長のエリオットのもとで医学校のカリキュラムが定められ、医学教育は大学院で行われることになりました。この方式は、ジョンズ・ホプキンズ大学と並んで、アメリカの医学教育の基準となりました（p.146）。

　ハーバード医学校からは、これまで11名のノーベル生理学・医学賞と、4名のノーベル平和賞の受賞者が輩出されました。

　現在のハーバード医学校は、教員1万名の巨大学部です。これに比して、学生は1学年165名で、教員に比べて学生数は少なく抑えられています。

ハーバード大学の提携病院

アメリカの医学校の教育病院には、ドイツ型（附属の大学病院を持つもの）と、イギリス型（附属大学病院を持たず、民間病院と提携するもの）の2種類があります（p.99）。ハーバード大学は後者の典型です。附属の大学病院も持たず、そのかわりに、多くの民間病院と提携しています。ハーバード大学のおもな提携病院は、次ページの 図2.2 に示すとおりです。これらの提携病院については後述します。

これらの提携病院の教員スタッフは、ハーバード大学医学校の教員なのです。ですから、民間病院に勤務しながら、ハーバード大学の教授といった肩書きをもっています。

ドラマ『ER』とアメリカ医療

ハーバード大学医学校を卒業した有名人はたくさんいますが、作家のマイケル・クライトンもそのひとりです。マイケル・クライトン（1942〜2008年）は『アンドロメダ病原体』や『ウェストワールド』など多くのベストセラーを書き、また『ジュラシックパーク』や『ロストワールド』など大ヒット映画の脚本も手がけました。私も若い頃、『アンドロメダ病原体』のSF評論を書いたことがあります。

この中でも、医療関係者の間で評判なのが、テレビドラマ『ER 緊急救命室』です。

ER（エマージェンシー・ルーム）とは、年中無休で24時間、予約なしに診療をおこなっている外来施設です。アメリカの病院はふつう予約制であり、加入している保険の有無をあらかじめ聞かれるため、保険に加入していない人は診療を受けにくくなっています。ERは予約が必要ないため、訪れる患者の3割が保険に入っていません。

国民皆保険制度がないアメリカでは、医療保険に入っていない国民が15％にのぼります。本当にアメリカは先進国なのかと疑いたくなるほどです（2010年になってやっと、オバマ大統領がアメリカの国民皆保険に向けた制度を作りました）。医療保険に入っていない人が入院すると、あとで何千万円という治療費が請求されるので、破産するしかありません

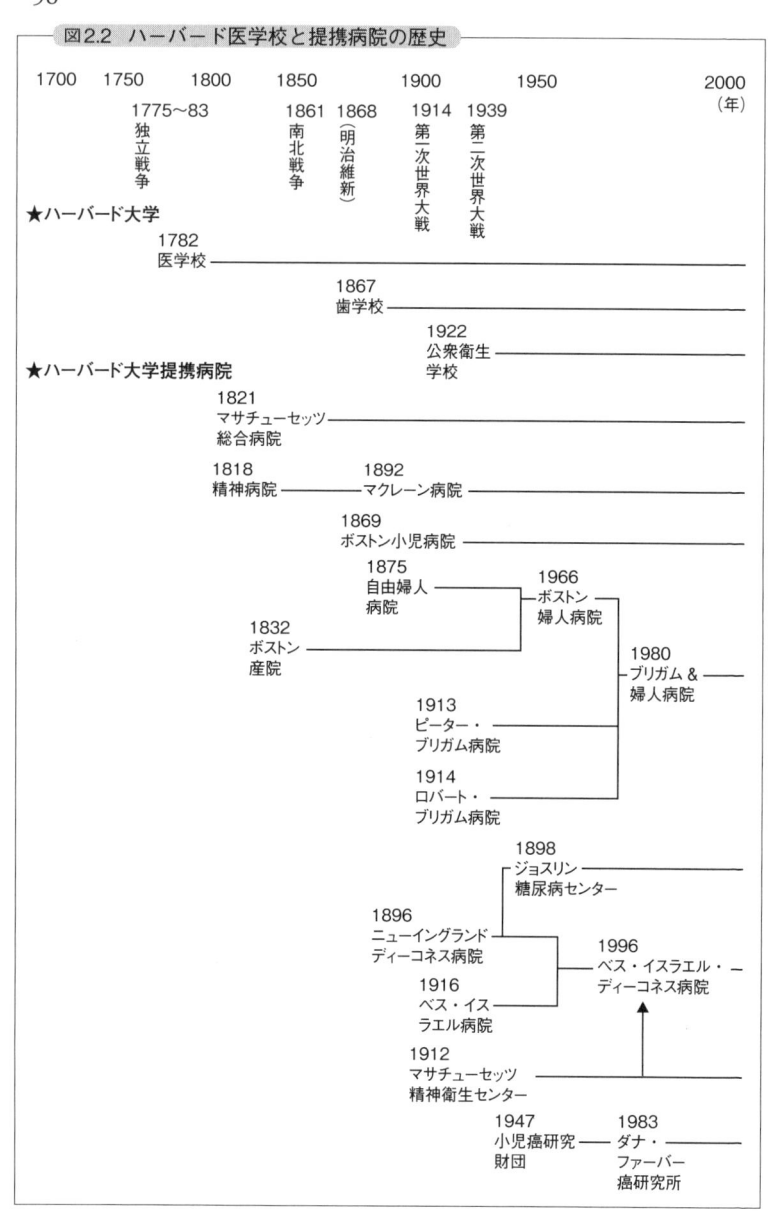

図2.2 ハーバード医学校と提携病院の歴史

```
1700    1750      1800       1850      1900      1950           2000
                                                                (年)
        1775～83           1861 1868   1914 1939
        独立戦争           南北 (明治    第一  第二
                          戦争 維新)   次世  次世
                                      界大  界大
                                      戦    戦
```

★ハーバード大学
- 1782 医学校 ─────────────────────────────────
- 1867 歯学校 ───────────────────────────
- 1922 公衆衛生学校 ──────────────

★ハーバード大学提携病院
- 1821 マサチューセッツ総合病院 ──────────────
- 1818 精神病院 ─── 1892 マクレーン病院 ──────
- 1869 ボストン小児病院 ─────────────────
- 1875 自由婦人病院 ─┐
                    ├ 1966 ボストン婦人病院 ─┐
- 1832 ボストン産院 ─┘   ├ 1980 ブリガム＆婦人病院 ──
- 1913 ピーター・ブリガム病院 ─────────────┤
- 1914 ロバート・ブリガム病院 ─────────────┘
- 1898 ジョスリン糖尿病センター ──────────────
- 1896 ニューイングランド・ディーコネス病院 ─┐
                                             ├ 1996 ベス・イスラエル・ディーコネス病院 ─
- 1916 ベス・イスラエル病院 ─────────────────┘
- 1912 マサチューセッツ精神衛生センター ──────────
- 1947 小児癌研究財団 ─── 1983 ダナ・ファーバー癌研究所

（堤未果『ルポ貧困大国アメリカ』岩波新書）。医療保険に入る余裕がない人は、病気になっても治療を受けずに我慢するしかありません。アメリカの医療は、富裕層と低所得層との差が大きすぎます。

ERに来た無保険の患者の治療費は未回収となることもあり、病院の持ち出しになるようです。つまり、ERは、単に救急救命というだけでなく、慈善医療（保険医療のセーフティネット）としての意味があります。ERのスタッフには、医学的のみならず、社会的なストレスも加わってきます。

ドラマ『ER 緊急救命室』はそのようなアメリカ医療の実態を生々しく描き出します。

『ER』ハーバード医学校の陰のテキスト

『ER 緊急救命室』の脚本チームには現場の医師もたくさんいます。なかでもニール・ベアの脚本は高く評価されています。ニール・ベア（1955年〜）は、コロラド・カレッジで政治学を学び、ハーバード大学大学院で社会学の修士を出た後、ハーバード大学医学校で医学を学びました。卒業後はロサンゼルスの小児科病院でインターンとなり、小児科医となりました。小児科の仕事をするかたわら、ドラマの脚本を書き、ドラマ『ER 緊急救命室』の脚本チームに入りました。

小児科医のベアは、マサチューセッツ総合病院での経験をもとに脚本を書いています。彼の脚本は、何回もエミー賞の候補にあがりました。彼は『ER』の脚本家からプロデューサーとなり、現在はNBCのテレビドラマ『性犯罪特捜班』のプロデューサーをつとめています。

『ER』に対する医療関係者の評価は高く、実際のハーバード医学校生が書いた『ハーバード医学校：私が選んだ道』（エレン・ロスマン著、宮坂勝之訳、西村書店）においても、ベタぼめです。引用してみましょう。

「ドラマ『ER』の鑑賞はオプションではなく、いわば義務だった。この番組は私たちのカリキュラムに沿っていると噂された。というのも、出てくる症例が実際の授業の症例と合致する場合が多かったからである。

私にとって、『ER』は単なるテレビの流行番組ではなかった。それは医

師、レジデント、医学生が複雑な個人的な状況や倫理的な問題に対して、詳細な医学的事項を取り扱う過程の勉強でもあった。一時間の間に7〜8例の実際の症例指導を受けているような感じだった。しかし、医療的な内容そのものより、私自身の臨床問題の理解や医師ー患者の力関係の理解が深まり、それがドラマへの理解を深めている実感に興奮した。」

クオドラングルと開学時の5棟

ハーバード大学医学校のキャンパスは、ロングウッド・アベニューを境にして、北クオッドと南クオッドに分かれます。

南クオッドの中心にあるのは、「クオドラングル」という四角形の芝生の庭です。この庭をUの字型に囲むように5つの建物が並んでいます。前述のように、1906年の移転当初からのもので、白大理石の4階建てのビルです（p.56）。これら5つのビルはA棟〜E棟と呼ばれていましたが、のちに寄付者の名前がつけられました。正面のA棟はゴードン・ホールと呼ばれています。ゴードン・ホールは、正面にイオニア式の列柱をもつ古典様式の美しい建物です（**写真2.10**）。列柱の上にハーバード・メディカル・スクールと彫られています。この建物には、学校長のオフィスや実務室が入っています。

北西の端のE棟は医学教育センターと呼ばれ、学生の講義がおこなわれています。

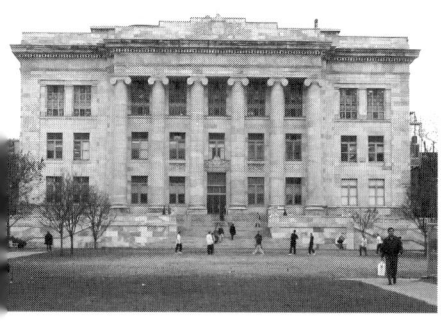

写真2.10 ハーバード大学医学校のゴードン・ホール
Harvard Medical School
所 25 Shattuck Street, Boston, MA
http://hms.harvard.edu/hms/

なぜフランス語で地名がついたのか？

ロングウッド・アベニューをはさんで、クオドラングルの北側は半円形のロータリーになっており、バスの停留所があります。ここから北へ伸びていくのがアベニュー・ルイス・パストゥールです。この通りの名前がフランス語なのはなぜでしょうか。

1907年にこの通りの名前を決める際に、ルイス・パストゥールの名前をつけるように強く主張したのはハーバード大学学長のエリオットでした。フランスの細菌学者パストゥールは世界中の科学者から尊敬されていました。当時の細菌学は、パストゥールやドイツのコッホが活躍し、歴史的な発見が相次ぎました。細菌学は当時の科学の最先端であり、この頃ニューヨークでは、パストゥール研究所をモデルとしてロックフェラー研究所が作られました。エリオットは、医学校がパストゥール研究所のように新しい科学の世紀を切り開くようにと願いを込めたのです。

また当時のアメリカ人は、フランスがアメリカ独立戦争に参戦して、イギリスからの独立を助けてくれたことに強い感謝の念をもっていたようです。アメリカとイギリスの休戦は1783年にパリでおこなわれました。エリオットがフランスに対して強い思い入れがあったことも手伝って、フランス語で「アベニュー・ルイス・パストゥール」と名づけられました。

北クオッドを囲む建物群

アベニュー・ルイス・パストゥールの西側に、クオドラングルと向かいあって建つのがバンダービルト・ホールです。半円形のロータリーに削られたため、不格好な五角形をしています。1927年に建てられた学生の寄宿舎です。

アベニュー・ルイス・パストゥールをはさんで東側には、ブリガム＆婦人病院の分院があります。以前はボストン産院でしたが、統合により今はブリガム＆婦人病院となっています。

バンダービルト・ホールの北側に、ハーバード医学研究所（1996年建築）と新研究ビル（2003年建築）があります。

その北には、エマニュエル・カレッジやシモンズ・カレッジなどの大学

群があります。その南にラテン学校（高等学校）があります。

ハーバード大学歯学校：アメリカ初の大学歯学部

クオドラングルからロングウッド・アベニューを東へ行くと、南側に歯学校があります。小さな2階建ての建物で、高層ビルが並ぶこのあたりでは珍しい感じです。古い歴史を主張しているようです。

歯学校は1867年に創設されました。アメリカで最初の歯科学校は1840年のボルチモア歯科外科学カレッジ（p.160）ですが、こうした初期の歯科学校は、はじめは大学の一部となることを断わられました。この中で、ハーバード大学がはじめて歯学校を大学の一部として認め、1867年にハーバード歯科学校が創設されました。

1940年にハーバード歯科医学校と改名されて現在に至っています。学生数は280名で、ハーバード大学の中では最小の大学院です。アメリカの歯学界の指導者を生んでおり、全米54の歯学校の学校長のうち、16名はこの大学院を出ています（2005年現在）。

ハーバードとは関係ない薬学カレッジ

歯学校の向かいにあるのが、マサチューセッツ薬学カレッジです。ハーバード大学の建物に囲まれているのでハーバード大学の薬学校と間違われますが、ハーバードとは関係がありません。ハーバード大学には薬学校はないのです。

マサチューセッツ薬学カレッジは、1823年に設立された薬学校です。1979年からマサチューセッツ薬学健康科学カレッジとなりました。この地のほかに、2つのキャンパスをもっています。

ハーバード大学公衆衛生学校：「アメリカ初」の称号争い

ロングウッド・アベニューを東へ行き、ハンチントン・アベニューへ出て少し南へ行くと、公衆衛生学校があります。歯学校の質素な2階建てとは対照的に高層ビルです。

公衆衛生学校とは、国民の健康のための科学者や実務家を育てる大学院

です。ハーバードの人気は高く、この大学院の入学競争率は20倍以上になります。

1922年に創立された大学院です。1913年に、ハーバードMIT衛生職員学校という大学院が作られました。この学校が1922年にハーバード公衆衛生学校として独立しました。これはアメリカの公衆衛生学校としては2番目のもので、アメリカ初の称号はジョンズ・ホプキンス大学（1916年）です。しかし、ハーバード側は、1913年の学校設立をもってアメリカ初と主張しており、お互いに譲りません。

ウォレン解剖学博物館とゲージの脳

その南に、医学校のカウントウェイ図書館の四角い建物があります。この図書館の中に、ウォレン解剖学博物館があり、ハーバード大学医学校の第2代教授となったジョン・コリンズ・ウォレン（p.38）の解剖学コレクションが展示されています。

この博物館には、有名な「ゲージの脳」が展示されています。

ゲージは鉄道工事の現場監督でした。1848年、25歳の時、突然火薬が爆発し、飛ばされた鉄の棒がゲージを直撃しました。鉄の棒はゲージの左の頬から前頭部へと突き抜けて、後方に落ちました。ゲージは奇跡的に一命をとりとめ、左眼は失明しましたが、日常生活を送ることはできました。

しかし、ゲージの人格は大きく変わってしまいました。事故の前のゲージは、穏やかで、礼儀正しく、専門家としてみんなに尊敬されていました。しかし事故後のゲージは、自分の欲望を抑えられず、他人に対して尊敬の念や思いやりをもてない、粗暴な人物になってしまいました。ゲージは37歳で亡くなり、彼の頭蓋骨が保存されました。写真2.11に示すように、事故で壊された部位は前頭葉でした。

ゲージの事例から、脳における人格の座についての研究がはじまりました。ダマシオ（p.205）をはじめとして、多くの脳研究者がゲージの脳について考察しています。

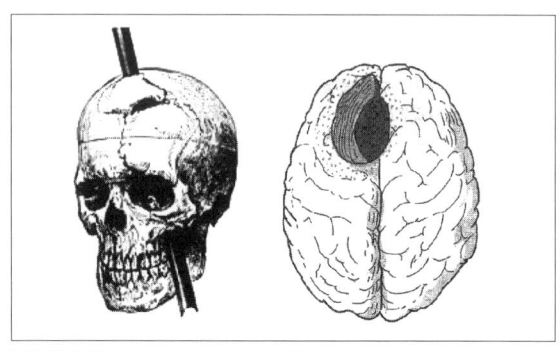

写真2.11　ウォーレン解剖学博物館にあるゲージの脳。
鉄パイプがゲージの頬から頭へと左図のように貫通し、右図のように前頭葉に大きな損傷を与えた
Warren Anatomical Museum, Countway Library of Medicine

所　10 Shattuck Street, Boston, MA 02115
https://www.countway.harvard.edu

ボストン小児病院

この地区には、病院もたくさんあります。この地区にある病院は、ほとんどがハーバード大学医学校の提携病院です。病院同士の合併や吸収なども頻繁です。歴史的な流れについては、図2.2 を参照してください。

ロングウッド・アベニューに、ボストン小児病院の巨大なビルがあります。通りの南側に渡り廊下があり、小児病院と大きく書かれています。そこが病院の入口になっています。中に入ると小さなロータリーになっていて、そこに建物の玄関があります。まわりには高いビルが並んでいます。

ボストン小児病院は、1869年に、20床の小さな病院として出発しました。1903年にはハーバード大学の提携病院となりました。

現在は、400床の大病院となり、後から後から建て増しされて、17のビルが乱立する複雑な構造になっています。病院のホームページに、バーチャル・ツアーのサイトがあります。

小児科の研究では世界でもトップクラスです。この病院からノーベル生

理学・医学賞が2つ出ています。1954年には、ポリオ・ウィルスの培養により、エンダースが受賞しました。また1990年には、臓器移植の研究により、形成外科のマレイが受賞しました。さらに、ラスカー賞は数知れず受賞しています。例えば、レノックスはてんかんの研究により1951年に受賞しています。

ベス・イスラエル・ディーコネス病院

ロングウッド・アベニューを西へ行き、ブルックリン・アベニューに出て北へ行くと、ベス・イスラエル・ディーコネス病院があります。やたらに長い名前ですが、これはベス・イスラエル病院と、ニュー・イングランド・ディーコネス病院が合併してできたからです。600床で年間入院患者数は4万名です。

2003年に、この病院はプロ野球チームのボストン・レッド・ソックスと協力関係を結び、チームの公式病院となりました。すぐ北にフェンウェイ・パーク球場があります。

ブルックリン・アベニューを南へ行くと、西側にもうひとつの敷地があります。ブルックリン・アベニューをはさんで、東キャンパスと西キャンパスと呼ばれています。1996年までは、東キャンパスがベス・イスラエル病院で、西キャンパスがディーコネス病院という別々の病院でした。合併の経過については 図2.2 （p.58）を参照してください。

ユダヤ人によって作られたベス・イスラエル病院

ベス・イスラエル病院は、1916年にユダヤ人によって作られた病院です。

ユダヤ人の移民が増えるにしたがって、アメリカでは19世紀後半からユダヤ人のための病院が作られました。ユダヤ移民はイディッシュ語しか話さず、入院中に食事を拒否したりしたため、彼らのための病院が必要でした。1887年には、サンフランシスコにマウント・ザイオン病院（p.225）が作られ、1890年には、ニューヨークにベス・イスラエル病院が作られました。ボストンでは、1916年にこの病院が作られました。

ベス・イスラエル病院ははじめ45床の病院でしたが、1928年には今のブルックリン・アベニューに新しい大きな病院を建てました。教育に熱心で、1918年には看護学校を作りました。また1928年には、ハーバード大学医学校と提携します。同時にタフツ大学医学校とも提携しました。この頃からユダヤ人のための病院ではなくなり、内科を中心として、臨床、教育、研究の3つに力を入れる大病院となっていきます。

はじめのうちは、ユダヤ移民は貧しく、医療を受けられない人も多かったのですが、しだいに豊かになり、医師になる人も多く、ついにはアメリカの医学界の多数派となっていきました。このため、ユダヤ人専用である必要はなくなりました。また、大きな大学の医学校の教育病院となり、医学界の中枢に君臨するようになります。カリフォルニア大学サンフランシスコ校（UCSF）やニューヨークのアルバート・アインシュタイン医科大学などもそうです。ユダヤ人の知恵を感じます。

1929年、アメリカ大恐慌の直後は、病院が150万ドルを出し、患者からお金をとらないで診療をした年もありました。無給で働いたスタッフも多く、牛乳会社は病院に牛乳を寄付し、製薬会社は薬を寄付しました。このような病院なら、社会から尊敬されたことでしょう。

キリスト教の婦人団体によって作られたディーコネス病院

　　　方のニュー・イングランド・ディーコネス病院は、1896年にメソジスト派のディーコネス（慈善のための婦人の団体）によって作られました。

プロテスタント系のメソジスト派のディーコネス運動は、19世紀初めにドイツでおこりました。貧しい病人を献身的に看護する信心深い婦人たちの運動です。

はじめは14床の小さな診療所でしたが、しだいに大きくなり、1907年に今の西キャンパスの場所に新しい50床の病院を建てました。看護師の教育プログラムも作りました。1922年には常勤の医師を雇い、正式の病院となりました。

ニュー・イングランド・ディーコネス病院は外科が中心でした。臓器移

植や免疫学研究でも長い歴史があります。1960年代にハーバード大学と提携して、外科医の訓練をおこなうようになりました。

マネージド・ケアの功罪

このように、まったく違う起源をもち、対照的な歴史をもつ2つの病院が、1996年に合併したのです。片やユダヤ教、片やプロテスタントのメソジスト派であり、宗教もまったく違います。片や内科中心、片や外科中心であり、得意な領域も違います。片や総合診療、片や専門家診療と目ざす方向も違います。片や「何でもみんなでいっしょに考えよう」式に草の根的に話し合って決め、片や方針は病院のトップが決めるという意思決定のスタイルも違っていました。敷地も隣り同士というわけではなく、筋向いのブロックであり、少し距離があります。

なぜ正反対の病院が合併することになったのでしょうか。

ひと言でいえば、企業の論理によって病院が経営されるようになってしまったからです。企業の論理にしたがえば、コストを引き下げるために企業が合併するのは当然のことです（李啓充『市場原理に揺れるアメリカの医療』医学書院）。

1990年代には、マネージド・ケアという新しいタイプの医療保険が出てきて、これが問題をおこしました。マネージド・ケアは、従来のものより保険料が格段に安いので、加入者が増えています。利用者からすると保険料が安いほうがよいわけですし、いつ必要になるかわからない医療保険にお金を払うのはムダだというアメリカ人の楽観主義もあるようです。マネージド・ケアの保険会社は掛け金を安くするため、徹底したコスト削減を図ります。医師が不必要な医療をおこなわないよう、つねに監視します。その病院が必要のない医療をおこなったと判断すれば、保険会社はその病院への支払いを拒否し、コストの高い病院とは契約を打ち切ります。ほかの病院に契約をとられないように、病院側は生き残りをかけたコスト引き下げ競争となります。このために、病院は合併に走りました。アメリカ政府も、高騰する医療費を抑えるために民間の保険会社に医療費の抑制を任せる政策をとりました。

しかし、このような医療保険制度から、いろいろな社会問題がおこってきました。最も被害を受けたのは患者です。掛け金の安い保険に入っていると、治療にも制限が設けられてしまい、つねにベストの治療が受けられるとは限らないのです。

強引な病院合併は成功したのか

病院や医療スタッフも強いストレスにさらされ、また人件費も減らされます。契約を打ち切られたりすると収入がなくなるので、大病院でも倒産してしまいます。大病院倒産の例は、後述するハーネマン大学病院です（p.117）。

合併は、同じような病院同士ではなく、あえて性格の違う病院同士でおこなわれます。そのほうがコストダウンの効率が高いからです。こうして、ユダヤ教とキリスト教という異教の病院が合併しました。

病院の合併はいろいろなドラマを生み出しました。ニューヨーク・プレスビテリアン病院の統合では、コロンビア大学とコーネル大学というアイビーリーグのライバル校が合併しました（p.21）。また、UCSF（カリフォルニア大学サンフランシスコ校）とスタンフォード大学の病院は、州立大学と私立大学とが合併しました。ブリガム＆婦人病院はマサチューセッツ総合病院と合併しましたが、この２つの病院はハーバード大学の提携校としての長年のライバルでした（p.71）。

こうした無理な合併がうまくいくはずもありません。医療スタッフには強いストレスとなり、スタッフがほかの病院に流出してしまいました。結局、合併を解消したところも多く出ました。例えば、UCSFとスタンフォード大学の合併は解消されました。また、たとえ合併を続ける形をとっていても、実質はまったく融合していないところも多いようです。ベス・イスラエル・ディーコネス病院やニューヨーク・プレスビテリアン病院も、実質的な合併には進んでいません。

ベスの精神科：3つの科の合併

ベス・イスラエル・ディーコネス病院では、精神科の合併もおこなわれました。ベス・イスラエル病院の精神科はユダヤ人の病院だったこともあり、精神分析学の伝統がありました。一方、ディーコネス病院の精神科は生物学的、総合的精神医学の伝統がありました。1996年にはこれらが融合し、ひとつの科となりました。現在は、病院の東キャンパスに精神科があります。これに伴って、臨床心理士の訓練プログラムもここに移ってきました。

さらに複雑なことに、2005年にはマサチューセッツ精神衛生センターがここに入りました。ここは、アメリカ精神医学の独自の伝統をもっていました。

廃院となったマサチューセッツ精神衛生センター

フランセス通りからビニー通りを南へ入ると、つきあたりに赤レンガの古い建物があります。この建物が旧マサチューセッツ精神衛生センターの建物です。ハーバード大学の精神科との提携病院でした。

マサチューセッツ精神衛生センターは、1912年に、エルマー・サザードの指導のもと、ボストン州立病院の精神病科としてこの地に作られました。1920年には州立病院から独立して、ボストン精神病病院と改名されました。診断がつく間、短期間だけ入院する病院です。診断後は、州立病院に入院するか、退院するか決められます。この病院は精神分析学が盛んでした。コロンビア大学精神科教授でノーベル生理学・医学賞を受けたカンデル (p.13) は、かつてここで精神分析の訓練を受けました。

1950年代からは、地域医療を中心とする精神科の外来施設となり、1967年にマサチューセッツ精神衛生センターと改名されました。しかし、建物が古くなったため、2003年、ランドマーク・センターとレミュエル・シャタック病院へと引越しました。また一部は、ベス・イスラエル・ディーコネス病院の精神科に合流しました。

マサチューセッツ精神衛生センターは、アメリカ心理学会認定の臨床心理士のコースでしたが、合併にともなって、コースもベス・イスラエル・

ディーコネス病院に移りました。このコースは、認知行動療法やDBT（弁証法的行動療法）、初期精神病への介入・回復プログラムなどの活動もおこなっています。

現在、センターの建物は封鎖され、廃院となっています。新しい高層ビルが立ち並ぶ中で、この建物だけが打ち捨てられ、無気味な雰囲気です。あたかも精神分析学の現状を暗示しているかのようです。

ブルックリン・アベニューの2つの病院

ベス・イスラエル・ディーコネス病院の2つのキャンパスにはさまれるようにして、2つの病院があります。いずれもハーバード大学の提携病院です。

ジョスリン糖尿病センターは、世界で最も大きい糖尿病専門の病院です。ディーコネス病院で働いていた糖尿病治療の第一人者エリオット・ジョスリンによって、1898年に作られました。この中には、眼科研究所、小児糖尿病セクション、腎臓セクション、患者教育科などがあり、糖尿病についての総合的な治療ができるようになっています。

ダナ・ファーバー癌研究所は、1947年に医師のシドニー・ファーバーが小児癌研究財団を作ったのがはじまりです。彼は小児癌の研究と治療の第一人者でした。1974年にシドニー・ファーバー癌研究所と改名しました。1983年にはダナ財団の援助を得て、今の名前になりました。小児癌から大人の癌まで、年に延べ20万人の通院があります。

多くのノーベル賞を出したブリガム＆婦人病院

ブルックリン・アベニューを南下し、フランセス通りを東にいくと、巨大な病院が見えてきます。ブリガム＆婦人病院です。ちょうどハーバード大学医学校のクオドラングルの裏手にあたり、提携病院になっています。この地区で最も大きな病院です。婦人科の単科病院ではなく、多くの診察科をもつ総合病院です。

1980年に、ハーバード大学の提携病院3つが合併してできました。①ボストン婦人病院、②ピーター・ブリガム病院、③ロバート・ブリガ

ム病院です。 図2.2 (p.58) をごらんください。これだけ複雑な歴史をもつ病院も珍しいでしょう。

　ボストン婦人病院の源流をたどると、1832年という古い時代に至ります。1932年創立のボストン産院は、アメリカで最初にできた産科病院のひとつです。これと、1875年創立の自由婦人病院が1966年に合併して、ボストン婦人病院ができました。

　一方、ピーター・ブリガム病院は、1913年にブリガム男爵の寄付によって作られた病院です。また、ロバート・ブリガム病院は、翌1914年にブリガム男爵のおいのロバートの寄付によって作られた病院です。

　この病院からノーベル賞受賞者が5名出ています。1934年には、ブリガム病院のマーフィとウィップルとマイノットの3名が貧血に対する肝臓療法に関する発見でノーベル生理学・医学賞を受賞しました。1985年には、核戦争防止国際医師会議がノーベル平和賞を受賞しました。この会議は1980年に心臓外科医のローエン（ハーバード大学公衆衛生学校）らが設立したものであり、ローエンはブリガム＆婦人病院で仕事をしていました。1990年には、マレイが腎臓移植の研究でノーベル生理学・医学賞を受賞しました。

　1993年には、この病院とマサチューセッツ総合病院が合併しました。ハーバード大学の提携病院における2大病院であり、犬猿の仲であるといわれてきました。ところが、前述のような医療保険をめぐる病院合併の嵐で、ついに両者が合併しました。とはいえ、実質的には2つの病院は独立しているようです。

　病院の中には自由に入れます。入口部分は3階分の吹き抜けになって、広々としています。待合用のソファがたくさん並び、トイレも利用できます。この病院は800床の大病院で、多くの建物が東西に長く続く複雑な構造です。しかし、1階と2階には「パイク」と呼ばれる長い通路が通っており、そこに病院の情報が集約されているので、迷うことはありません。

ハーバード大学精神科

ハーバード大学病院の精神科というものはありません。前述のように、ハーバード大学には附属の大学病院がないからです（図2.2参照）。そのかわりに、表2.1 に示す9つの提携病院のそれぞれに精神科があり、その9つの総体がハーバード大学の精神科と呼ばれます。提携病院の教員スタッフはハーバード大学医学校の教員です。

歴史が長く、ボトムアップ式にできてきたハーバード大学精神科の特殊事情です。ハーバード大学の場合は、先に提携病院ができていて、その寄り合い所帯としてボトムアップ式に精神科組織が作られました。したがって、教員数も多くなります。ハーバード大学の精神科には1700名の教員と500名の学生がいます。アメリカで一番大きい精神科です。ひとつの大学の精神科に1700名の教員がいるというのは信じられるでしょうか。日本とは2桁の違いです。精神科の病床は全体で300床です。

1700名の教員が一同に会するのは不可能です。そこで、9病院の精神科の主任が集まって執行委員会（エグゼクティブ）を作り、そこが意思決定機関となっています。執行委員会が合議でハーバード大学精神科の主任を決めます。現在の主任は、ローゼンバウム（マサチューセッツ総合病院）です。執行委員会の下に、人事委員会、研究委員会、教育訓練委員会の3つの委員会がおか

表2.1 ハーバード大学医学校の精神科
（提携病院の精神科）

①マサチューセッツ総合病院
②マクレーン病院
③ベス・イスラエル・ディーコネス病院
④ボストン小児病院
⑤ケンブリッジ病院
⑥ブリガム＆婦人病院
⑦退役軍人病院（ニューイングランド）
⑧退役軍人病院（ボストン）
⑨ジャッジ・ベーカー小児病院

れています。

ハーバード大学医学校の敷地には、精神科の教員は誰もいません。精神科の教員の研究室は各提携病院にあります。だから、精神科の教員を訪ねる場合は、どの提携病院に属しているかを調べなければなりません。

輝かしいハーバード大学精神科の歴史

ハーバード大学の精神科には、1本の歴史ではなく、9本の歴史があるわけです。その総体がハーバード大学の精神科の歴史ということになります。ハーバード大学の精神科とは、9つの章からなる本の表紙のようなものです。以下では、マサチューセッツ総合病院を例にとって、ハーバード大学の精神科の歴史を見ていきましょう。

ホームページによると、マサチューセッツ総合病院の精神科は6つの時代に分けられます。

- 初代主任のコップ（在任1934～1955年）：心身医学と精神分析とリエゾン精神医学の時代。
- 第2代主任のリンデマン（在任1955～1965年）：社会精神医学と地域精神衛生の時代。
- 第3代主任のネミアー（在任1965～1967年）と第4代主任のアイゼンバーグ（在任1967～1974年）：精神障害の疫学と医学教育の時代。
- 第5代主任のハケット（在任1974～1989年）：再びリエゾン精神医学の時代。
- 第6代主任のカッセム（在任1989～2000年）：マネージド・ケアの時代。
- 第7代主任のローゼンバウム（在任2000年～現在）：精神医学と心理学と神経科学の時代。

ナイトクラブ火災の遺族の悲嘆

第2代主任のリンデマンは、アメリカの地域精神衛生のリーダーとして知られています。リンデマンの仕事の大きな転機となったのは、ナイトクラブの火災でした。

第2次世界大戦中の1942年11月28日、ボストン市内のココナット・

グローブというナイトクラブは1000人の客で混んでいました。正規の収容人数の2倍の客が入っていたのです。多くは若い兵士でした。また、フットボールの大学対抗戦があり、地元の人が祝勝会でこのクラブに集まっていました。16歳のボーイが探しものをしてマッチの火をつけたところ、飾りに燃え移りました。火はたちまち燃え広がり、大火災となりました。このビルには小さな回転ドアひとつしかなかったため、多くの客は外へ逃げられませんでした。窓にも板が打ちつけてあり、開きませんでした。この火事で500名近くが死亡し、100名以上が負傷しました。アメリカのビル火災では史上2番目の惨事でした。

犠牲者やケガ人は、近くのマサチューセッツ総合病院かボストン市立病院に運ばれました。病室だけでは足りず、玄関やホールにもベッドが並べられました。火傷患者の救命には、当時開発されたばかりのペニシリンが効果を上げました。この火事がきっかけとなり、ペニシリンが量産されるようになったということです。

また、火事の犠牲者の家族の精神的ケアをおこなったのが、マサチューセッツ総合病院の精神科医でした。その中にリンデマンがいました。

急性悲嘆の正常と異常

リンデマンはこの火事の遺族のケアを実践する中から、1944年に「急性悲嘆の症候学と処置」という論文を発表しました。

リンデマンは、肉親を失った人には共通して、次のような一定の反応が見られることを示し、「急性悲嘆反応」と呼びました。①身体症状（息がつまる感じや脱力感）、②死者のイメージにとらわれる、③罪悪感、④やり場のない怒り、⑤通常の行動パタンの喪失、です。

悲嘆反応がどのくらい続くかは個人差が大きく、リンデマンによると、悲嘆が長引くのはその人が「悲嘆の仕事」を適切にしたかどうかによって決まってきます。

多くの人は「悲嘆の仕事」を乗りこえるのですが、なかにはうまくいかない人もいて、この場合、「病的な悲嘆」があらわれます。病的な悲嘆について、リンデマンは次の2つをあげています。

第1は悲嘆反応の遅延です。これは、死別の直後に悲しみを表にあらわさなかった人が、「命日反応」のように時間が経ってから抑うつ状態になるような場合です。第2は悲嘆反応の歪みです。これは、悲嘆反応が解決されないで、身体疾患や攻撃や引きこもりなど別の形をとることです。

　リンデマンの研究がきっかけとなって、悲嘆(グリーフ)の研究が確立し、この論文は悲嘆研究の古典となりました。悲嘆の研究は、のちの心的外傷後ストレス障害（PTSD）の研究や治療にも大きな影響を与えました。

グリーフ・カウンセリングの発祥の地

　リンデマンによる悲嘆研究から、いろいろな研究が生まれました。例えば、パークスの遺族研究があります。これはハーバード大学精神科でおこなわれたので、ハーバード遺族研究と呼ばれます。パークスの邦訳された著書に、『死別からの恢復－遺された人の心理学』（パークス、ワイス著、池辺明子訳、図書出版社）、『死別－遺された人たちを支えるために』（パークス著、桑原治雄・三野善央訳、メディカ出版）があります。

　また、悲嘆研究から生まれたものに、ウォーデンのグリーフ・カウンセリングがあげられます。ウォーデンはボストン大学で博士号をとった心理学者で、ハーバード大学医学校の教員となりました。マサチューセッツ総合病院において「ボストン児童死別研究」（親に死なれた子どもの心理的ケアの研究）や、ワイスマンとともに「オメガ・プロジェクト」（生命を脅かすような病気や行動の研究）にたずさわりました。ウォーデンはホスピス運動のパイオニアであり、「死の教育とカウンセリング」学会の創設メンバーでもあります。

　そうした臨床体験の中から、ウォーデンは、悲嘆について人が取り組む課題について「悲嘆の4つの課題」としてまとめました。第1の課題は、喪失の事実を受容するということです。第2の課題は、悲嘆の苦痛を乗りこえることです。苦痛を回避したり抑圧したりすると、かえって悲嘆のプロセスを長引かせるとしています。第3の課題は、死者のいない環境に適応するということです。第4の課題は、情緒的エネルギーを死者より取り下げ、それをほかの人間関係に投入するということです。

さらにウォーデンは、遺族が悲嘆の課題に取り組むことを援助する方法をまとめました。通常の悲嘆への援助を「グリーフ・カウンセリング」と呼び、複雑で異常な悲嘆に対する本格的な援助のことを「グリーフ療法」と呼びました。そして1982年に『グリーフ・カウンセリングとグリーフ療法』という本を出しました。この本は、12カ国語に翻訳されて広く読まれており、2008年に第4版が出ました。日本ではその第2版が訳されています（『グリーフカウンセリング』鳴沢実・大学専任カウンセラー会訳、川島書店）。

　このように、ハーバード大学精神科とマサチューセッツ総合病院は悲嘆研究という新しい領域を切り開きました。

キャプラン：地域精神衛生のリーダー

　リンデマンとともに地域精神衛生を確立したのがキャプランです。ジェラルド・キャプラン（1917～2008年）はイギリスで医学を学び、イスラエルに渡りました。その後、リンデマンと出会い、1952年から1964年まで、ハーバード大学公衆衛生学校で仕事をしました。

　リンデマンの研究によって、誰でも危機に陥ると病的な心理状態になりうること、周囲の援助が大切であることが示されました。これまでの精神医学は、病的な状態になって病院を訪れた人を治療していたわけですが、そうなる前に、危機に直面した人に対して予防的な介入が大切であることになります。こうした危機介入がうまくいくためには、地域との密接な関係を保つ地域精神医療が大切です。また、精神科医が他科の関係者のコンサルテーションをするなど、リエゾン精神医学も大切になります。こうした考え方や実践をまとめて、キャプランは、1964年に『予防精神医学の原理』を出版しました。

　時あたかも、アメリカでは1964年にケネディ教書が出され、地域精神衛生センター法が議会を通りました。これにより精神医療は、病院医療から地域医療へと転換しました。こうした社会的な流れの中で、キャプランは1952年に、ハーバード大学医学校に地域精神衛生の研究室を作り、責任者となりました。それ以後、アメリカの地域精神衛生運動のリーダーと

して活躍しました。ユダヤ人であった彼は、晩年はイスラエルの病院で仕事をしました。

キャプランの邦訳された著書としては、『地域精神衛生の理論と実際』(山本和郎訳、医学書院)、『地域ぐるみの精神衛生』(近藤喬一訳、星和書店)、『予防精神医学』(新福尚武訳、朝倉書店)があります。

日本のコミュニティ心理学にも影響

リンデマンやキャプランの地域精神衛生の考え方は、日本の精神医療にも大きな影響を与えました。

臨床心理学者の山本和郎氏(現・大妻女子大学)は、1965年にハーバード大学医学校の研究員としてマサチューセッツ総合病院に留学し、当時さかんとなったコミュニティ精神医療を目の当たりにしたとのことです。山本氏の『コミュニティ心理学』(東京大学出版会)によると、当時、マサチューセッツ総合病院とハーバード大学では、キャプランがコミュニティ精神医療の研究室を作り、臨床訓練のコースを運営していました。

山本氏はこの病院でコミュニティ精神医療の基本理念に触れ、世界観を根本的に変えさせられました。ここでの体験が、のちの山本氏のコミュニティ心理学の基本となっています。

日本の精神医療は入院治療が基本であるのに対し、アメリカやイギリスはコミュニティ医療が中心になっています。入院患者は激減しています。こうしたコミュニティ精神医療の発祥の地がこのマサチューセッツ総合病院です。

精神医学だけでなく、心理学においても「コミュニティ心理学」が作られました。その旗揚げとなったのは、1965年にボストン郊外のスワンスコットで開かれた「地域精神衛生にたずさわる心理学者の教育に関する会議」(通称ボストン会議)でした。1998年には山本氏らが中心となって、日本コミュニティ心理学会が作られました。

認知行動療法家ダッティリオ

ハーバード大学の9つの提携病院（p.72 表2.1）のうち、5つでは臨床心理学の訓練もおこなっています。①マサチューセッツ総合病院、②マクレーン病院、③ベス・イスラエル・ディーコネス病院、④ボストン小児病院、⑤ケンブリッジ病院です。

ハーバードの認知行動療法家として有名なのは、フランク・ダッティリオです。彼は、ベックのもとで認知療法を学び、認知療法アカデミーの創設会員でもあります。臨床心理学と司法心理学の認定を受けており、現在はハーバード大学精神科の臨床インストラクターをしています。

これまで250本の論文と17冊の本を書いており、代表的な著書は『カップルと家族への認知行動療法』です。彼の本は80カ国で出版され、27カ国語に訳されています。

2008年にローマで開かれた国際認知療法会議（ICCP）に参加したとき、ダッティリオの招待講演を聞きました。写真2.12 はそのときのものです。

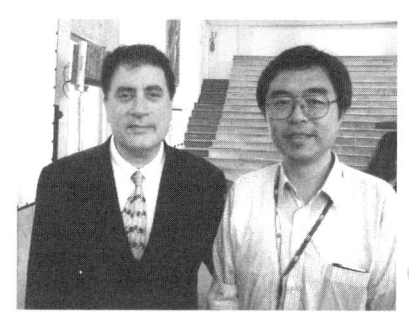

写真2.12 ハーバード大学医学校のフランク・ダティリオと

マクレーン病院

ハーバード大学と提携している精神科病院として有名なのがマクレーン病院です。地下鉄レッド線ハーバード駅から73番のバスに乗ると、15分で終点ウェイバリー・スクエア駅に着きます。そこから15分ほど林の中の道を歩くと、豊かな緑に包まれたマクレーン病院に着きます。

1818年に、マサチューセッツ総合病院の分院として、精神病院（アサイラム・フォー・ジ・インセイン）が、ボストン近郊のチャールズタウンの地に建てられました。この当時は、フランスのピネルにはじまるモラル療法がおこり、その影響を受けたラッシュがフィラデルフィアで精神病の治療の改革に取り組んでいました（p.103）。そうした動きも影響して、ボストンにも精神病院が作られました。医師ルーファス・ワイマンがこの病院の最初の監督官となりました。アメリカでは4番目に古い精神科病院です。

　その後、ボストンの商人ジョン・マクレーンから多額の寄付を得て病院は発展し、1826年にはマクレーン精神病院と呼ばれ、1892年にはマクレーン病院となりました。1844年にはアメリカ精神病院医学監督官協会（AMSAII）が開かれ、13名が参加しました（p.112）が、この中に、マクレーン精神病院のルーサー・ベルも含まれていました。この協会がのちにアメリカ精神医学会へと発展するのです（p.181）。

　19世紀後半から、チャールズタウンは住宅地となり、静寂性が失われ、鉄道も通ることになったため、1895年に現在のウェイバリー・オークス・ヒル（ベルモント市）の地に移動しました。

　移転先をこの地にすることを強く主張したのは、都市計画家のオルムステッドでした。彼はニューヨークのセントラル公園やカリフォルニア大学バークレー校やスタンフォード大学のキャンパスを計画したことで有名ですが、引退して、1898年にマクレーン病院に患者として入院し、1903年に亡くなるまでずっと入院していました。オルムステッドは、病院のまわりに治療的な景観を作ろうと計画したのでした。「公園内に山小屋が点在する」というイメージで作られました。その景観は現在まで保存されてきました。

　しかし1990年代には、アメリカの病院はどこも深刻な経済危機となり、マクレーン病院も敷地に高層ビルを建てる計画を立てました。これに対しては激しい反対がおこり、結局は、オルムステッドの景観を守り、一部の土地だけを住宅・商業用に手離すことになりました。病院のホームページには、敷地内の独特の景観を紹介するバーチャル・ツアーのサイト

があります。現在の院長は、精神科医のスコット・ローチがつとめています。臨床心理士の養成コースもあります。

強迫性障害研究所（OCD研究所）

マクレーン病院の敷地の真ん中に北ベルクナップ棟があります（写真2.13）。ここは強迫性障害研究所の建物です。強迫性障害（OCD）を専門に治療するための施設で、OCD財団の援助で設立されました。全国から重いOCDで悩む人がやってきて、約20人が入院しています。医学的治療と心理療法（行動療法や認知行動療法）の総合的治療をおこなっています。所長をつとめるのは、精神科医のマイケル・ジェニケです。

この研究所の行動療法家であるリー・ベアーが書いた『強迫性障害からの脱出』（越野好文・中谷英夫・五十嵐透子訳、晶文社）は、患者のための行動療法の教科書として高く評価されています。

また、この研究所でセラピストをしていたのが堀越勝氏（現・駿河台大学教授）です。

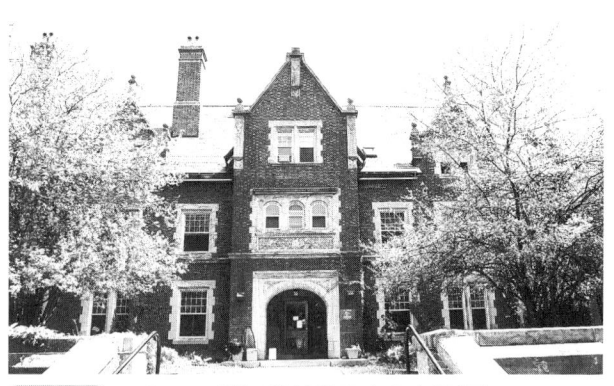

写真2.13　マクレーン病院の強迫性障害（OCD）研究所
The Obsessive Compulsive Disorders Institute
McLean Hospital

所　115 Mill Street, Belmont, MA 02478
http://www.mclean.harvard.edu/patient/adult/ocd.php

『ビューティフル・マインド』の数学者も入院

マクレーン病院で治療を受けた有名人はたくさんいます。

音楽家では、ジェームス・テイラー、レイ・チャールズ、作家フィッツジェラルドの妻ゼルダ、医学者ジャクソン（p.41）、都市計画家オルムステッド（p.79）などです。

また、ノーベル経済学賞を受賞した数学者ジョン・ナッシュ（1928年～）もそうです。彼はマサチューセッツ工科大学の教員でしたが、統合失調症に苦しみ、1959年にマクレーン病院に入院しました。その後、統合失調症から回復し、プリンストン大学で研究を続けています。彼は、映画『ビューティフル・マインド』（2001年）のモデルになりました。

また、多くの小説がこの病院のことを取り上げています。1993年、スザンナ・ケイセンは『思春期病棟の少女たち』（吉田利子訳、草思社）を書いて、ベストセラーとなりました。ケイセンは、境界性パーソナリティ障害の診断で、1960年代にマクレーン病院に入院しました。退院後、作家となったケイセンは、弁護士の協力でこの病院の自分のカルテを手に入れ、この小説を書きました。1999年には『17歳のカルテ』として映画化されました。自らも境界性パーソナリティ障害で入院歴のある女優のウィノナ・ライダーが製作・主演しました。しかし、共演した当時新人のアンジェリーナ・ジョリーが高く評価され、ウィノナ・ライダー自身は評価されなかったそうです。

3 フィラデルフィア　*Philadelphia*

フィラデルフィア詣でをしてみませんか

　フィラデルフィアは、アメリカの医学の発祥の地です。アメリカ初の病院、アメリカ初の医学校、アメリカ初の大学病院ができたのはフィラデルフィアでした。また、フィラデルフィアは、臨床心理学の発祥の地であり、認知療法の発祥の地でもあります。世界中の関係者が「フィラデルフィア詣で」にやってきます。日本の精神医学者や臨床心理学者で、フィラデルフィアに学んだ人はたくさんいます。あなたも「フィラデルフィア詣で」をしてみませんか。

▼フィラデルフィアの構造は合理的

　フィラデルフィア市は、人口160万人のアメリカ第5の都市です。近郊を含めると600万人近くの人が住んでいる大都会です。フィラデルフィア市の中心部は、デラウエア川とスクールキル川にはさまれた領域です。デラウエア川は、アメリカ海軍の軍艦が停泊している大きな川であり、こんな内陸地に海軍があることは不思議です。市内の歴史地区には、アメリカ独立時代の記念の史跡があり、世界遺産に指定されています。

　フィラデルフィアの街は、碁盤の目状になっており、単純です。南北を走る通りは、例えば14丁目のように番号がついています。東の1丁目からはじまり、西へと68丁目まで続いています。番地も、通りの番号に連動してつけられているので、合理的でわかりやすくなっています。しかも、各交差点には通りの名前を示す標識がついているので、迷うことはありません。

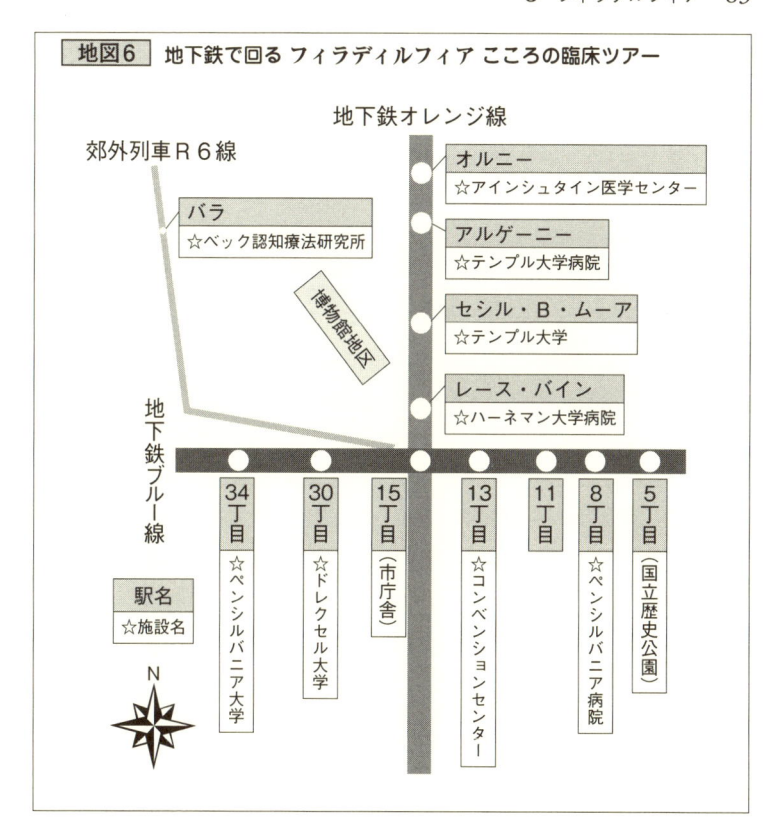

地図6 地下鉄で回る フィラディルフィア こころの臨床ツアー

地下鉄オレンジ線

郊外列車R6線

オルニー
☆アインシュタイン医学センター

バラ
☆ベック認知療法研究所

アルゲーニー
☆テンプル大学病院

博物館地区

セシル・B・ムーア
☆テンプル大学

レース・バイン
☆ハーネマン大学病院

地下鉄ブルー線

34丁目
☆ペンシルバニア大学

30丁目
☆ドレクセル大学

15丁目（市庁舎）

13丁目
☆コンベンションセンター

11丁目

8丁目
☆ペンシルバニア病院

5丁目（国立歴史公園）

駅名
☆施設名

N

▼地下鉄で回るフィラデルフィアこころの臨床ツアー

　鉄道のアムトラックを利用すると、ニューヨークから1時間半でフィラデルフィアの30丁目駅に着きます。新幹線の東京－名古屋間と同じくらいなので、日帰り旅行も可能です。飛行機を利用する場合は、市街地の南西13キロにあるフィラデルフィア国際空港に到着します。

　フィラデルフィアの地下鉄は、**地図6**に示すように、ブルー線とオレンジ線があります。ブルー線は東西に走ります。西から東へ5丁目、8丁目、11丁目、13丁目、15丁目（市庁舎）、30丁目、34丁目……と駅が続きます。一方、オレンジ線は、ブロード通り（14丁目）を南北に走

ります。

　駅の表示では、ブルー線は、青い地に「マーケット・フランクフォード・ライン」と書いてあります。オレンジ線は、オレンジの地に「ブロード・ストリート・ライン」と書いてあります。ブルー線と平行して、グリーン線というトロリーが走っています。両者をまちがえないように注意したほうがよいでしょう。

　このツアーでは、まずブルー線で、34丁目駅のペンシルバニア大学、30丁目駅のドレクセル大学、13丁目のコンベンションセンター、8丁目のペンシルバニア病院、5丁目の国立歴史公園を回ります。

　次にレッド線で、オルニー駅のアルバート・アインシュタイン医学センター、アルゲーニー駅のテンプル大学病院、セシル・B・ムーア駅のテンプル大学、レース・バイン駅のハーネマン大学病院を回ります。

　さらに、郊外列車（RRL）で、ベック認知療法研究所とフィラデルフィア・オステオパシー医科大学、バーンズ・コレクションを回ります。

　フィラデルフィアの市街地は、あまり治安がよくない場所もあるので、夜に歩くときなどは無理をしないほうがよいでしょう。フィラデルフィアに留学した人のアドバイスによると、大学内は安全ですが、大学の周辺は必ずしも安全とは限らないということです。安全に自信がもてない場合は、タクシーを使ったほうがよいということです。

アイビーリーグのペンシルバニア大学

　まず、地下鉄ブルー線に乗ります。最初にペンシルバニア大学を回ってみましょう。ブルー線の34丁目駅で降ります。ペンシルバニア大学はスクールキル川の西側にあります。

　ペンシルバニア大学はアイビーリーグにも含まれる名門私立大学です。学部学生2万3000名、大学院学生1万1000名、教員4000名の大規模校です。略称はUPennです。

　1740年にフランクリンによって創設されました。

多方面に才能を発揮したフランクリン

創設者ベンジャミン・フランクリン（1706〜1790年）は、アメリカの100ドル紙幣に肖像画が描かれている有名人です。彼は多方面に才能を発揮した傑出人でした。

ボストン生まれで、フィラデルフィアで印刷業で成功します。25歳のときに公共図書館会社を作ります。これは、アメリカ最初の公共図書館で、これをモデルにして、アメリカに図書館が普及します。

42歳で政治の世界に乗り出し、アメリカ独立に貢献し、独立宣言の起草者のひとりとなりました。哲学者でもあり、37歳でアメリカ哲学会を作りました。45歳でフィラデルフィア・アカデミーを作ります。これがのちにペンシルバニア大学となり、フランクリンはこの大学の創立者とされます。この年にペンシルバニア病院の設立のため、ボンド（p.110）に協力します。

独立戦争中に、フランクリンは頻繁にロンドンやパリを訪れて、外交交渉に専念しました。その間、妻のデボラ・リードは、船旅恐怖のため夫に同行できませんでした。デボラは何回か心臓発作を起こし、夫に帰国するよう手紙を出しましたが、フランクリンは帰国せず、結局デボラは1774年に心臓発作で亡くなりました。この間、デボラの主治医をつとめたのがボンド医師（p.110）でした。

フランクリンは科学者でもあり、雷の実験により電気の性質を確かめました。彼の名前をとって、フィラデルフィア市内にはフランクリン科学博物館が作られています。

このように、フランクリンは、図書館、哲学、大学、科学といったアメリカ文化のインフラを作った政治家といってよいでしょう。

ペンシルバニア大学のキャンパスを歩く

地図7 に示すように、ペンシルバニア大学は町に溶け込んでおり、キャンパスを囲む塀などはありません。北はマーケット通り、南はユニバーシティ通りとシビック・センター通り、東は32丁目、西は40丁目の領域に大学の建物が点在します。とくにワルナット通りとスプルース

地図7　ペンシルバニア大学

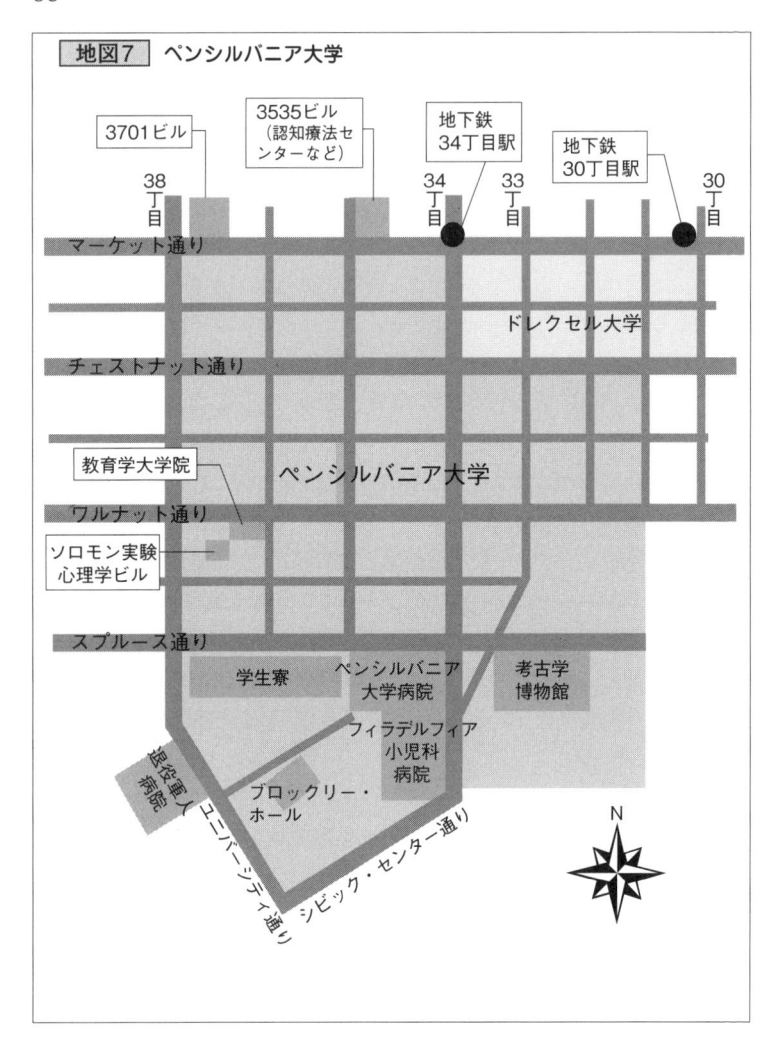

- 3701ビル
- 3535ビル（認知療法センターなど）
- 地下鉄34丁目駅
- 地下鉄30丁目駅
- 38丁目
- 34丁目
- 33丁目
- 30丁目
- マーケット通り
- ドレクセル大学
- チェストナット通り
- 教育学大学院
- ペンシルバニア大学
- ワルナット通り
- ソロモン実験心理学ビル
- スプルース通り
- 学生寮
- ペンシルバニア大学病院
- 考古学博物館
- フィラデルフィア小児科病院
- 退役軍人病院
- ブロックリー・ホール
- ユニバーシティ通り
- シビック・センター通り

通り、34丁目、38丁目の4本に囲まれた部分は、大学の中心的敷地であり、多くの大学生が行き来しています。北西部はドレクセル大学と接しています。

　以下では、マーケット通り、ワルナット通り、スプルース通り、病院地

区と回ってみましょう。ただし大学の西側は治安が悪いようなので、そちらへは出ないほうがよいでしょう。

認知療法の革命の牙城：ベックの本拠地

地下鉄から出て、まずマーケット通りを歩いてみましょう。3535ビルという大きな建物があります（写真3.1）。この建物の2階には、ペンシルバニア大学医学校の精神科外来があります。また、同じ階に認知療法センターがあります。

ここは認知療法の発祥の地です。認知療法の創始者ベックは、ここで教授として仕事をしました。アーロン・ベック（1921年〜）は、1950年代に精神科の臨床をはじめました。当時は、全盛だった精神分析療法をおこなっていました。その経験にもとづいて、「思考と抑うつ」という論文を書きました。うつ病の認知の根底には独特の信念や構造があることを指摘し、これをスキーマと呼び、治療においてはスキーマや認知を変えることが大切であるとしています。こうした研究にもとづいて、ベックは抑うつの認知理論を完成させ、60年代後半には認知療法を確立しました。1979年に『うつ病の認知療法』（神村栄一・前田基成・清水里美・坂野雄二訳、岩

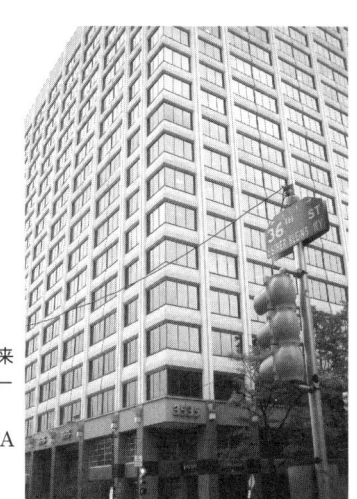

写真3.1　ペンシルバニア大学の精神科外来と認知療法センターのあるマーケット通り3535ビル
所　3535 Market Street, Philadelphia, PA 19104
http://www.med.upenn.edu/psychiatry

崎学術出版社）をあらわして、技法を体系化しました。このような認知療法の発展については、『エビデンス臨床心理学』（丹野義彦、日本評論社）を参照ください。ベックは、ペンシルバニア大学精神科に「認知療法センター」を作りました。認知療法による革命はすぐに世界中に広がり、精神分析療法を凌駕しました。

現在は大学を引退して、娘のジュディスとともにベック認知療法研究所（p.118）を作り、そこで仕事をしています。2005年には、スウェーデンのヨーテボリで開かれた国際認知心理療法会議で、チベットの宗教的指導者ダライ・ラマ14世とベックの対談がおこなわれました。2006年に、ノーベル賞に最も近いといわれるアメリカの医学賞「ラスカー賞」を受け、医学界から認められました。

邦訳された著作には、『認知療法－精神療法の新しい発展』（大野裕訳、岩崎学術出版社）、『人格障害の認知療法』（ベック・フリーマン著、井上和臣・南川節子・岩重達也・河瀬雅紀訳、岩崎学術出版社）などがあります。なお、最近、ベックの評伝『アーロン・T・ベック』（ワイスハー著、大野裕・岩坂彰・定延由紀訳、創元社）が邦訳されました。

日本にも大きな影響を与えたベック

世界の心理療法に対してベックが与えた影響は計り知れません。日本では、大野裕氏（慶応義塾大学教授）と井上和臣氏（鳴門教育大学教授）が1988年にフィラデルフィアのベックのもとで認知療法を学び、帰国後に認知療法研究会を作って日本に定着させました。研究会は、2001年には日本認知療法学会となり、会員数1400名まで発展しました（2009年現在）。2008年には学会誌の『認知療法研究』が創刊され、創刊号にはベックが祝辞を寄せました。

私は、2001年にカナダのバンクーバーで開かれた世界行動療法認知療法会議（WCBCT）でベックをはじめて見ました。80歳の高齢でしたが、元気に飛び回っており、統合失調症の認知療法という新しい領域に挑戦していました。ベックの招待講演の後は、コンタクトをとろうとする人の行列が長く続きました。ベックは、いろいろな人とコミュニケーションをと

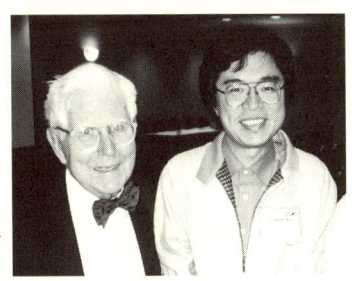

写真3.2 認知療法の創始者アーロン・ベックと

ろうとしていました。この大会で私がサルコフスキス氏（ロンドン大学精神医学研究所）と話していたときにたまたまベックが通りかかり、紹介してもらいました。写真3.2 はそのときのものです。

ちなみに、大学の私の研究室では、電子メールのサーバー名を「ベック」としています。

日米の認知療法アカデミー

ベックは1996年に、「認知療法アカデミー」を設立しました。認知療法の技能の資格を与えるために作ったNPO団体（非営利団体）です。アカデミーのロゴマークは、ギリシア神殿の柱をかたどったものです。

名誉会長をアーロン・ベックがつとめ、特別会員・アカデミー創始者として、デイビッド・M・クラーク（精神医学研究所）、デイビッド・バーロウ（ボストン大学）、アーサー・フリーマン（フィラデルフィア・オステオパシー医科大学）、クリスティン・パデスキー（カリフォルニア認知療法センター）、ジャン・スコット（ロンドン大学精神医学研究所）、マーティン・セリグマン（ペンシルバニア大学）など、そうそうたるメンバーの名前があがっています。

2006年、私たちも日本でNPO法人「東京認知行動療法アカデミー」を立ち上げました。学院長は久保木富房氏（東京大学医学部名誉教授）、事務局長は貝谷久宣氏（医療法人和楽会）、教務を丹野、総務を野村忍氏（早稲田大学人間科学学術院）がつとめています。理事として、大野裕

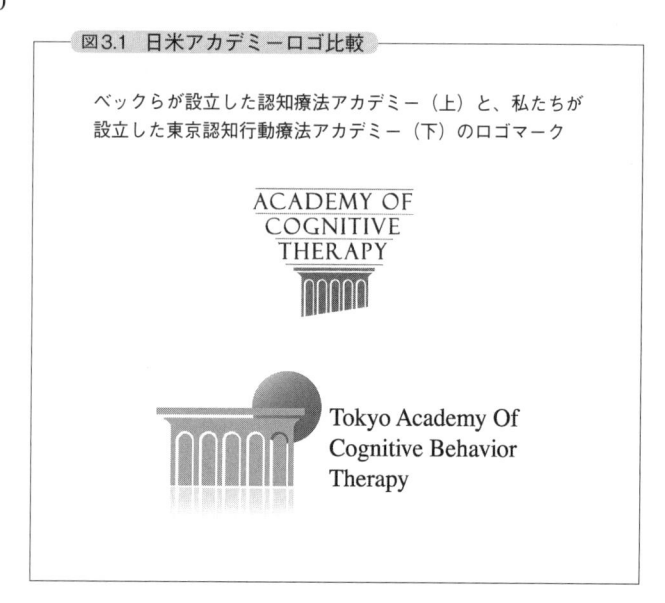

図3.1 日米アカデミーロゴ比較

ベックらが設立した認知療法アカデミー（上）と、私たちが設立した東京認知行動療法アカデミー（下）のロゴマーク

ACADEMY OF
COGNITIVE
THERAPY

Tokyo Academy Of Cognitive Behavior Therapy

氏、井上和臣氏のほか、坂野雄二氏など、日本の主だった認知行動療法家が設立にかかわっています。

われわれのアカデミーのモデルとなったのは、ベックの認知療法アカデミーです。ロゴマークも本家を意識したものです（図3.1）。

不安治療研究センターとフォア

この3535ビルの2階には、精神科の不安治療研究センターもあります。所長をつとめるのが教授のフォアです。センターは、1979年にフォアによって設立されました。不安障害に特化した研究や治療をおこなう機関です。認知行動療法の専門家が、強迫性障害、外傷後ストレス障害（PTSD）、全般性不安障害、社交不安、パニック障害や広場恐怖などの不安障害全般を扱っています。

所長のエドナ・フォアは、不安障害の認知行動療法で世界的に有名です。1986年にコザックとともに発表した「感情処理理論」は、不安障害の治療に大きな影響を与えました。現在では、PTSDの認知行動療法の世

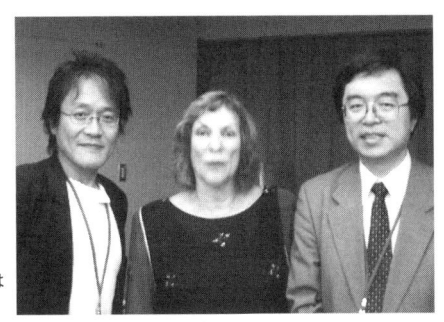

写真3.3 フォアとともに（左は西澤哲氏、右は丹野）

界的第一人者といえます。フォアが開発したレイプ被害者のための認知行動療法は、最も効果的な治療法とされています。フォアは200本以上の論文と数冊の著書を発表しており、世界中で講演を行っています。パーソンズをはじめ、多くの認知行動療法家を育てました。DSM-IVのPTSD委員会の委員長をつとめました。

邦訳されたフォアの著書には、『PTSD治療ガイドライン－エビデンスに基づいた治療戦略』（飛鳥井望・石井朝子・西園文訳、金剛出版）や、『強迫性障害を自宅で治そう！－行動療法専門医がすすめる、自分で治せる3週間集中プログラム』（片山奈緒美訳、ヴォイス）があります。

フォアは、2004年に神戸で開かれた世界行動療法認知療法会議（WCBCT）で来日しました。そのときのワークショップは、『ワークショップから学ぶ認知行動療法の最前線 PTSD、強迫性障害、統合失調症、妄想への対応』（丹野義彦・坂野雄二編、金子書房）の中に収録されています。そのときに私は、日本心理学会の広報誌『心理学ワールド』に紹介記事を書くため、西澤哲氏（当時・大阪大学）とともにインタビューをしました。**写真3.3** はそのときのものです。フォアは、イスラエル生まれのアメリカ人で、夫は文化人類学の教授をしているとのことでした。

エビデンス臨床心理学の牙城：心理療法研究センター

この3535ビルの6階には、精神科の心理療法研究センターがあります。ここには、アメリカを代表する臨床心理学者が集まっています。

所長の教授クリッツ・クリストフは、エビデンスにもとづく臨床心理学を代表する研究者です。1993年にアメリカ心理学会の第12部会（臨床心理学部会）が心理学的治療のガイドラインを発表しました。その座長をつとめたのは前述のボストン大学のバーロウ（p.47）ですが、作業の中心となったのはクリッツ・クリストフでした。このガイドラインは大きな反響を呼びました。歴史的に見ると、このガイドラインを転換点として、アメリカの臨床心理学は科学的な志向を急速に強めていくことになるのです。

　また心理療法研究センターには、副所長の教授ジャック・バーバーと教授のレスター・ルボースキーがいます。ルボースキーは心理療法の効果研究をおこない、効果を客観的にあらわすために1975年にボックス・スコア法を考案したことで有名です。この方法は、文献の中から「心理療法群」と「未治療コントロール群」とを比較した要因統制研究を選び出し、それらを比較するものです。この研究がもとになって、1977年にスミスとグラスが「メタ分析法」を考案したのでした。

学習理論の牙城：世界をリードする心理学科

　ウルナット通りには、心理学科のビルがあります。ソロモン実験心理学ビルという、のっぺらぼうのビルです（写真3.4）。

　ペンシルバニア大学の心理学科は1887年に創設され、初代教授はキャッテルです。この学科はアメリカ心理学会（APA）の創設にも大き

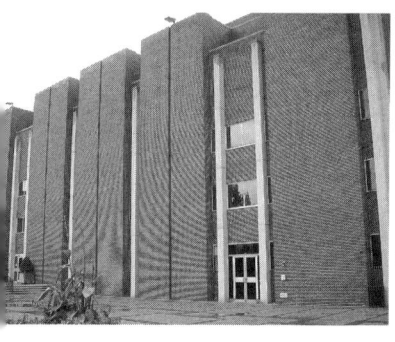

写真3.4　心理学科のあるソロモン実験心理学ビル
Department of Psychology, University of Pennsylvania
所　3720 Walnut Street, Solomon Lab Bldg. Philadelphia, PA, 19104-6241
http://www.psych.upenn.edu/

な役割を果たし、APAの最初の学会は1892年にフィラデルフィアで開かれました。

また、この学科は有名な心理学者をたくさん出してきました。認知心理学のはじまりとされる『認知心理学』という本をナイサーが書いたのは、彼がペンシルバニア大学にいた1967年でした。

歴史的に見ると、この学科は、学習理論の牙城ということができます。その大御所はリチャード・ソロモンです。ソロモン実験心理学ビルという名称は、彼の名前をとったものです。ソロモンの弟子であったのがロバート・レスコーラとマーティン・セリグマン（p.94）で、ふたりともこの学科の教授をつとめました。ほかにもプリマックやオーバーマイヤーなどの大家がいます。

現在の心理学科は、いくつかの研究グループに分かれています。①動物の学習、②行動神経科学、③臨床心理学（精神病理学とパーソナリティ）、④認知神経科学、⑤意思決定、⑥発達心理学、⑦民族政治学的紛争研究、⑧進化心理学、⑨行動遺伝学、⑩言語とコミュニケーション、⑪ポジティブ心理学、⑫感覚と知覚、といったグループです。

臨床心理学の発祥の地：ウィトマーの活躍

ペンシルバニア大学は、臨床心理学の発祥の地として知られています。1896年にライトナー・ウィトマーがペンシルバニア大学に心理学クリニックを作ったのが、臨床心理学のはじまりとされます。

ウィトマーは、ドイツに留学してヴントのもとで博士号をとりました。帰米後、ペンシルバニア大学に心理学クリニックを開きました。このクリニックは、心理学者と精神科医とソーシャルワーカーという3職種から構成されていました。ウィトマーは、このクリニックでの活動を大学院の単位として認めるなど、大学院の整備もおこないました。このような活動がアメリカ全土に広がったのです。そして、『心理学クリニック』という専門誌を創刊しました。こうした活動からアメリカの臨床心理学（クリニカル・サイコロジー）が確立していったのです。1996年には、ウィトマーのクリニック創設100周年の行事がペンシルバニア大学で開かれました。

さらに1922年には、モリス・ビテレスが、ウィトマーの指導により産業心理学をはじめました。このようにペンシルバニア大学の心理学科は臨床心理学にとどまらず、広く職業心理学の発祥の地ともいえるのです。

現在、学科の臨床心理学グループで訓練の責任者となっているのは、教授のダイアン・チャンブレスです。不安障害の研究や認知行動療法の研究で有名で、彼女らが作ったパニック障害や広場恐怖症をはかる広場恐怖的認知質問紙（ACQ）はよく使われています。

また、臨床心理学の教授ロバート・デルベイスは、うつ病の認知行動療法の研究で有名です。認知行動療法学会などでよく活躍しています。

学習性無力感理論とポジティブ心理学の発祥の地：
セリグマンの研究室

マーケット通りを西に少し行くと、3701ビルがあります。ここはペンシルバニア大学の医学校と科学センターのビルです。このビルの205号室はセリグマンの研究室です。

セリグマンは、学習性無力感理論の提唱者です。前述した心理学科の学習理論の伝統の中から、セリグマンは学習性無力感理論を生み出します（『うつ病の行動学－学習性絶望感とは何か』平井久・木村駿監訳、誠信書房）。

学習性無力感はうつ病の動物モデルとして注目されましたが、人間のうつ病には適用しにくいところがありました。そこでセリグマンは1978年に、当時大学院生のエイブラムソン（現・ウィスコンシン大学教授）と、イギリスの臨床心理学者ティーズデイル（現・ケンブリッジ大学名誉教授）とともに、改訂学習性無力感理論を発表しました。この論文は、社会心理学の原因帰属理論を臨床心理学に導入した画期的な理論でした。この論文がきっかけとなって、臨床社会心理学や臨床アナログ研究という新しい領域が生まれました。この論文が生まれた経緯はたいへん興味深いもので、セリグマンの『オプティミストはなぜ成功するか』（山村宜子訳、講談社文庫）に生き生きと書かれています。

セリグマンはこの理論を発展させて、現在は「ポジティブ心理学」の研究をおこなっています。大学に「ポジティブ心理学センター」を作って拠

点としています。邦訳に、『世界でひとつだけの幸せーポジティブ心理学が教えてくれる満ち足りた人生』(小林裕子訳、アスペクト) があります。

キャンベル共同計画「エビデンスにもとづく社会」

ワルナット通りには、教育学大学院の建物があります。この建物の中には、キャンベル共同計画の事務局がおかれています。

キャンベル共同計画とは、「エビデンスにもとづく実践」の社会科学版です。医学のコクラン共同計画からはじまった「エビデンスにもとづく実践」は、医学だけでなく、看護学や臨床心理学、さらには社会科学の領域にも及び、今やとどまるところを知らない社会運動に発展しています。キャンベル共同計画は、1999年にロンドン大学で設立が決議された国際共同プロジェクトです。2000年にペンシルバニア大学で正式に発足しました。福祉、教育、刑事司法という3つの領域において、社会政策の効果について、論文を系統的にレビューして評価し、それをインターネットなどで公開しています。「エビデンスにもとづく社会」をめざす運動といえます。

キャンベルとは、提唱者である心理学者キャンベルの名前をとったものです。ドナルド・キャンベル(1916～1996年)はカリフォルニア大学バークレー校で学び、シカゴのノースウェスタン大学の教授をつとめた社会心理学者です。「準実験」という手法を確立し、その理論的な土台を作りました。準実験とは、調査的な手法を用いながら実験的に因果関係を推測する手法です。キャンベルがクックとともに発表した著書『準実験』(1979年)は、私の研究室のバイブルといっても過言ではありません。

アメリカで最初に作られた医学校

キャンパスの南側にはペンシルバニア大学医学校があります。ペン・メドと略されます。ペンシルバニア大学の医学校は、1765年にモーガンによって創立された、アメリカで最も古い医学校です。アメリカの病院の歴史を 図3.2 に示します。

図3.2 に示すように、独立前の植民地時代のアメリカには、このカレッ

図3.2 アメリカの病院の歴史

```
1700    1750        1800        1850        1900        1950        2000
                                                                     (年)
        1775〜83                 1861  1868  1914  1939
        独立戦争                 南北戦争 (明治維新) 第一次世界大戦 第二次世界大戦
```

★フィラデルフィア
- 1732 フィラデルフィア救貧院 ——— 1919 フィラデルフィア総合病院 ——— 1977 ×
- 1751 ペンシルバニア病院
  - 1793 ペンシルバニア病院精神病病棟
  - 1841 ペンシルバニア精神病院 ——— 1997 ×
- 1765 フィラデルフィア内科カレッジ — 1791 ペンシルバニア大学医学校
  - 1874 ペンシルバニア大学病院 ———

★ニューヨーク
- 1736 ニューヨーク救貧院 — 1811 ベルビュー病院 ———
- 1771 ニューヨーク病院 ———
- 1767 コロンビア大学内科外科カレッジ ———

★ボストン
- 1811 マサチューセッツ総合病院 ———
- 1782 ハーバード大学医学校 ———

★ボルチモア
- 1873 ジョンズ・ホプキンズ病院 ———

ジとニューヨークのコロンビア大学内科外科カレッジの2つの医学校しかありませんでした。

創立者ジョン・モーガン（1735〜1789年）は、フィラデルフィア・カレッジ（ペンシルバニア大学の前身）を卒業し、その後、世界の医学の最

先端だったスコットランドのエディンバラ大学で医学を学びました。ヨーロッパの医学を視察して感銘を受け、1765年にフィラデルフィアに戻ると、その年にフィラデルフィア内科カレッジを作りました。当時のペンシルバニア大学のキャンパスは、フィラデルフィア市の中心（スクールキル川の東）にありました。

モーガンはエディンバラ大学での体験から、医学教育には病院でのベッドサイド教育が不可欠であると考え、近くにあったペンシルバニア病院（p.110）を実習先としました。病院で臨床教育をすることの正しさは、150年後の1910年に出た「フレクスナー報告」（p.145）で確かめられることになります。

内科カレッジのスタッフは、モーガンと、解剖学教授のウイリアム・シッペンの2名だけでした。シッペンは自分が主任教授になれなかったことを恨んで、2人の仲は悪化しました。

アメリカ独立戦争がおこると、モーガンは軍医の責任者となりました。一方、ライバルのシッペンも軍医として働き、モーガンの地位を奪おうと画策しました。このためモーガンは引退に追い込まれました。しかし、その後、モーガンがシッペンを病院の補給品の搾取で訴えたため、シッペンは軍法会議にかけられ、軍を引退せざるを得なくなりました。シッペンとの戦いに結果的には勝ったものの、モーガンは消耗してしまい、40歳以降は教壇には立てませんでした。彼は結局53歳の若さで病死しました。

彼の名前は、大学のジョン・モーガン・ホールに残っています。

モーガンの一生の敵シッペン

一方のウイリアム・シッペン（1736〜1808年）は名門のシッペン家に生まれ、ニュージャージー・カレッジ（現在のプリンストン大学）を卒業し、エディンバラ大学で医学の学位をとりました。そこで有名な解剖学者のハンター兄弟のもとで学びました。フィラデルフィアに戻り、1762年には自宅で解剖学の講義をはじめました。これは、アメリカで最初に行われた解剖学の講義でした。その講義では、オランダの有名な医学画家ヤン・ファン・リムダイクの解剖図を使いました。X線がなかっ

た当時は、リムダイクの解剖図は非常に重要でした（これらの解剖図は、ペンシルバニア病院に保存されています）。

1765年に、シッペンは助産師の教育をしました。男性の助産師も育成したため、怒った民衆がシッペンの研究室に投石したり解剖室の中で暴れたりしました。

1765年にモーガンが内科カレッジを作ると、シッペンは解剖学教授として呼ばれました。しかし、シッペンにしてみると、自分は3年前からフィラデルフィアで講義をしていた実績があるのに、同じエディンバラから戻ったばかりのモーガンが先に医学校の創設者と認められた、ということで、彼を恨みました。またシッペンは、医師の訓練には科学的訓練が必要だと考えており、師弟制度を重視するモーガンと意見が対立しました。

こうしてモーガンとの間でいさかいが続き、シッペンは軍や大学を引退します。しかし、こうしたスキャンダルにもかかわらず、シッペンは1780年にペンシルバニア大学の解剖学と外科学の教授として復帰し、引退するまで26年間つとめました。1791年には、ペンシルバニア病院の医師にも復帰しました。

内科カレッジは、1791年にはペンシルバニア大学医学校と改名されました。

ペンシルバニア大学医学校の教員としては、ほかに、ベンジャミン・ラッシュ（p.103）、ペッパーなどが有名です。1847年には、この大学のナサニエル・チャプマンがアメリカ医師会の初代会長となりました。

アメリカ初の大学付属病院

ペンシルバニア大学は、はじめはフィラデルフィア市の中心街にありましたが、狭くなったために、1874年に現在のスクールキル川の西へと移動しました。いっしょに医学校も移動したのですが、そうなると実習先のペンシルバニア病院から離れてしまいます。そこで、医学校は隣りにペンシルバニア大学病院（ホスピタル・オブ・ユニバーシティ・オブ・ペンシルバニア）を建てることにしました。これはHUPと略されます。大学が経営する大学病院としては、アメリカ初のものでした。

アメリカの医学校の教育病院には2種類あります。第1はドイツ型であり、大学が大学病院を経営するものです。第2はイギリス型であり、大学とは別の民間病院を提携病院とするものです。

日本では第1のタイプがほとんどであり、医学部と大学病院はほとんど同時に作られます。

これに対して、アメリカでは、歴史的には第2のタイプのほうが先にできたので、第2のタイプが多く見られます。ペンシルバニア大学もはじめは民間のペンシルバニア病院と提携していました。また、「**2 ボストン**」の章で述べたように、ハーバード大学は大学病院をもたず、マサチューセッツ総合病院など多くの病院と提携しています（p.57）。また、「**1 ニューヨーク**」の章で述べたように、コロンビア大学医学校はプレスビテリアン病院と（p.10）、コーネル大学医学校はニューヨーク病院と（p.21）、それぞれ提携を組んでいます。

第1のタイプの大学付属病院は、1874年のペンシルバニア大学病院が最初であり、歴史的には新しいことでした。ボルチモアのジョンズ・ホプキンス大学医学校（p.146）も第1のタイプです。

また、大学付属病院をもちながら、同時に民間の提携病院をもつ医学校もたくさんあります。例えば、カリフォルニア大学サンフランシスコ校（p.214）などがそうです。

医学地区を散歩する

スプルース通りから南側は「フィラデルフィア・ヘルス・ケア科学センター地区」と呼ばれ、医学系の大学院や病院や研究所が並んでいます。ジョン・モーガン・ホールなど医学校の建物もあります。

スプルース通りと34丁目の角には、ペンシルバニア大学病院の巨大な建物があります（ 写真3.5 ）。入り口から自由に中に入れます。

大学病院のすぐ南には、小児科関係の病院や研究所が集中しています。フィラデルフィア小児科病院は巨大なビルです（ 写真3.6 ）。すぐ隣には、同病院のウッド・センターがあります。中に入ってみましたが、子どもがすごしやすいようにきれいな作りになっていて、絵などがたくさん

飾ってありました。

　このあたりから34丁目は、シビック・センター通りと名前をかえます。その南西に、アブラムソン小児科研究センターの巨大なビルがあります。

　シビック・センター通りの南東側は広い空き地になっており、ペンシルバニア大学病院や小児科病院の建物が建設中です。

　シビック・センター通りを右に曲がって、ユニバーシティ通りに入ります。少し行くと、コンソーシアムの建物で、大学のカウンセリング・プログラムやHIVのカウンセリングなどの部屋があります。

　このあたりにあるペンシルバニア大学看護学校は1935年創設で、アイビーリーグの大学に付属する看護学校としては唯一のものです。

写真3.5　ペンシルバニア大学病院
　　　　　Hospital of the University of Pennsylvania
所　3400 Spruce Street, Philadelphia, PA 19104
http://www.pennmedicine.org/hup

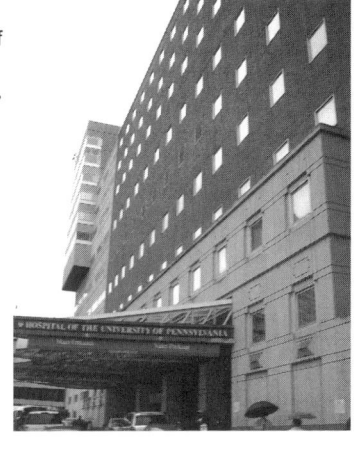

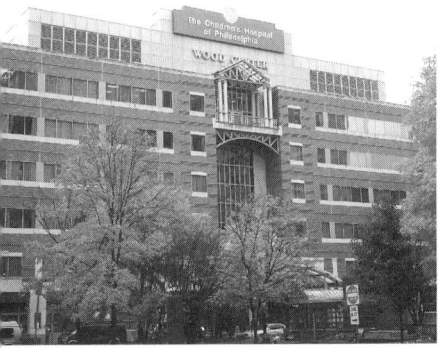

写真3.6　フィラデルフィア小児科病院
　　　　　The Children's Hospital of Philadelphia
所　34th Street and Civic Center Boulevard, Philadelphia, PA 19104
http://www.chop.edu

ユニバーシティ通りの向かい側は、退役軍人病院（VA病院）の巨大な建物です。VA病院は退役した軍人750万人のための病院で、一般の市民には開放されていません。退役軍人省が運営しており、アメリカ各地に158の病院があります。

ユニバーシティ通りを行くと、正面にペンシルバニア大学獣医学校の建物があります。

スプルース通りを西に行くと、ペンシルバニア大学歯科医学校があります。1878年創設の歯学の専門職大学院です。

野口英世の銅像はどこにあるか

野口英世はニューヨークで活躍しましたが（p.22）、その前にはフィラデルフィアにいました。

福島県に生まれた野口は24歳でペンシルバニア大学に留学しました。渡米費用を捻出するため、お金持ちの娘と婚約して、その実家からお金をもらいました。しかし、そのお金を日本での飲み食いとばくちに使ってしまったため、高利貸しから新たにお金を借りて渡米しました。フィラデルフィアに着いたときは、23ドルしかもっていなかったそうです。

ペンシルバニア大学の助手をしたりして何とか生活したようです。その後、ニューヨークのロックフェラー研究所の所員になり、ここで梅毒スピロヘータを発見するなど世界的業績をあげました。

1985年に、野口を記念して、野口研究所がフィラデルフィアに設立されました。以前は研究所に野口の銅像が建っていたようです。この銅像を探してフィラデルフィア市内をあちこち歩いたのですが、見つかりませんでした。後で大阪の病院に運ばれたことを知り、行ってみたら、たしかに野口の銅像が建っていました。

ペンシルバニア大学の精神科の元祖ラッシュ

医学校の中にブロックリー・ホールという建物があり、ここがペンシルバニア大学精神科の病棟です。

精神科の元祖は、アメリカ精神医学の父と称されるラッシュです。ペン

ジャミン・ラッシュ（1745〜1813年）は、ニュージャージー・カレッジ（現在のプリンストン大学）を卒業しました。17歳でヒポクラテスを英訳したということです。その後、エディンバラ大学で医学を学び、フィラデルフィアに戻って開業しました。その後、ラッシュはペンシルバニア大学の化学の教授となり、アメリカではじめて医学生のための化学の教科書を出版しました。

アメリカ独立戦争がはじまると、軍医として参加し、独立宣言の署名者のひとりとなりました。軍隊内でシッペンと対立し、モーガンを支持しましたが、これによってラッシュは軍医をやめました。モーガンもシッペンもラッシュも、エディンバラ大学で医学を学び、ペンシルバニア大学で医学を教え、独立戦争では軍医として政治にかかわるという点で、ほぼ同じような経歴を経ているのは興味深いことです。

1791年、ラッシュはペンシルバニア大学医学校の内科の教授となりました。彼の臨床の場は、ペンシルバニア病院（p.110）でした。1783年から死ぬまで、この病院で仕事をしました。1793年には、ペンシルバニア病院の中に精神病の人のための病棟を開きました。この時期から、ラッシュは精神病の治療に専念するようになりました。

ラッシュのモラル療法：精神療法の起源

ラッシュは、アメリカにいてモラル療法を普及させたことで有名です。モラル療法とは、「精神病で収容されている人々に対して、人道的な治療をおこなう」ということを意味しています。

当時の一般社会では、精神病は悪魔のしわざと考えられていて、精神病をもつ人は家の地下室に閉じこめられたり、鎖につながれたりしていました。収容所も作られていましたが、狂気とは理性を失ったものであるとして、動物のような扱いを受けていました。精神病についての医学的治療法としては、瀉血療法くらいしかありませんでした。この治療は、ギリシア時代のヒポクラテスや中世のガレノスの体液学説にもとづいています。精神病は四体液のひとつである黒胆汁によるものなので、瀉血によってそれを体外に出せばよい、という理屈です。

そこに現れたのがモラル療法でした。フランスのピネル（1745〜1826年）、イギリスのテューク（1732〜1822年）、アメリカのラッシュが同時期にあらわれて、精神病の治療の改革をおこないました。

　フランス革命の時代の1793年に、ピネルはパリの精神病院（ビセートル病院とサルペトリエール病院）において、ひどい扱いを受けていた患者を鎖から解放しました。これをもって近代の精神医療のはじまりとされます。

　一方、イギリスでも、テュークが精神病者のための理想的な施設を作ろうと志し、1796年にヨーク避難所（ヨーク・リトリート）を作りました。ヨーク避難所は、以後4代にわたってテューク家に引き継がれ、イギリスの精神病院のモデルになりました。

　さらにアメリカでも、ラッシュがペンシルバニア病院で治療の改革をおこないました。例えば、庭造りや音楽や運動などの作業療法を患者に勧めました。

　モラル療法の改革によって、患者は以前より人間的な扱いを受けるようになりました。モラル療法の「モラル」には、「人道的な」という意味とともに「精神的な」という意味もあります。つまりモラル療法とは、身体療法に対する「精神療法」という意味もあるのです。したがって、モラル療法は精神療法のはじまりともいわれます。

アメリカ精神医学の父ラッシュ

　ラッシュは、アメリカで最初に精神病の人間的な治療を普及させた医師でした。1812年には『心の病気についての医学研究と観察』という本を書きました。これはアメリカで最初の精神医学の教科書とされます。

　このため、アメリカ精神医学の父と称されるようになりました。アメリカ精神医学会の紋章には、ラッシュの肖像画が描かれています（ 図3.3 ）。DSMをはじめ、アメリカ精神医学会の出版物の裏表紙に載っているおなじみの肖像です。肖像の下には、「ベンジャミン ラッシュ MD」と書かれています。1844と書かれていますが、その意味については後述します（p.112）。

> 図3.3 アメリカ精神医学会の紋章

ラッシュの肖像が描かれている。

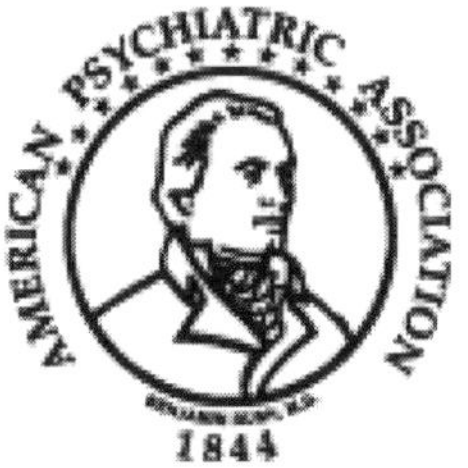

 ラッシュは生涯に3000名の医学生を教育しました。彼の死後、1837年に、弟子たちがシカゴでラッシュ医学カレッジを作りました。現在はラッシュ大学となっています。

 しかし、今から考えると、ラッシュのモラル療法の限界も指摘されています。モラル療法といっても、用いられた手法は幅が広く、穏やかなものから、激しくて拷問に近いものまで、さまざまでした。また、ラッシュが用いた身体療法は、中世の体液学説にもとづく瀉血療法でした。この点では、まだ中世を引きずっていたわけです。ラッシュの乱暴な治療は、後に「英雄的医療(ヒロイック・メディシン)」などと揶揄されました。科学的な精神科治療がおこなわれたのはずいぶん後のことでした。

精神科の病棟：ブロックリー・ホール

 ペンシルバニア大学に精神医学（サイカイアトリー）の講座ができたのはずっと後のことです。その前は精神病科と呼ばれ、法医学・毒物学教授のジョン・リースが精神病科の初代主任をつとめました（在任1883～1890年）。第2代主任はチャールズ・ミルズ（在任1893～1901年）で、1901年からチャールズ・バーが第3代主任をつとめ、1912年に精神医学の講座が正式に発足しました。

 現在の精神科教授のラクエル・ガーは、統合失調症の神経心理学などの

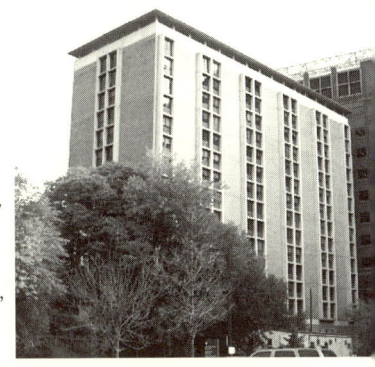

写真3.7 精神科病棟のあるブロックリー・ホール
Blockley Hall
所 423 Guardian Drive, Philadelphia, PA 19104
http://www.med.upenn.edu/psychiatry

研究をおこなっています。1986年に箱根で開かれた国際学会で、ガーが来日しました。当時、私は大学院生で、ガーらの実験の追試をしていましたので、彼女にポスター発表の内容を説明して突っ込まれたことを思い出します。

精神科の病棟のあるブロックリー・ホールは、ユニバーシティ通りから少し入ったところにあります（ 写真3.7 ）。

病院の起源：フィラデルフィア救貧院

現在、フィラデルフィア小児科病院が建っている敷地は、昔、フィラデルフィア救貧院があったところです。フィラデルフィア救貧院は1732年に開設されました。アメリカで最初に作られた救貧院です。

植民地時代のアメリカは衛生状態が悪く、フィラデルフィアは「病気のるつぼ」と呼ばれていました。原住民と、ヨーロッパ人と、連れてこられた奴隷が、三者三様の病原菌をもち、菌を交換していたといわれています。当時はお金のある人は医師の往診を受けて自宅で治療していましたが、貧しい人は医療を受けることができませんでした。病人は路上に放置されていました。そこで、救貧院が作られました。

ニューヨークのベルビュー病院（p.25）のように、救貧院は貧しい病人のための私立の施設であり、のちに病院へと発展しました。つまり、救貧院は病院の起源であり、医学史的な意義が高いのです。 図3.2 （p.96）

に示すように、アメリカ初の病院は1751年のペンシルバニア病院ですから、それより20年も前にフィラデルフィア救貧院が作られていたわけです。

フィラデルフィア救貧院は、はじめは市の中心部にありましたが、1835年に現在の小児科病院のある場所へ移動しました。ここはブロックリー地区と呼ばれていたので、「ブロックリー救貧院」とも呼ばれるようになりました。

救貧院から総合病院へ

1874年には、フィラデルフィア救貧院の北側にペンシルバニア大学と医学校が移動し、大学病院ができました。救貧院はしだいに病院としての機能を充実させ、1885年には救貧院の中に看護学校が作られました。1919年に、救貧院は「フィラデルフィア総合病院」と改名されました。まさに救貧院が病院の起源であることを示しています。

この時期は、ペンシルバニア大学病院とフィラデルフィア総合病院という2つの大病院が隣り合っていたことになります。

しかし1970年代になると、市内の病院の数も増え、財政的困難となりました。また建物も老朽化したため、1977年にフィラデルフィア総合病院は閉鎖されました。

救貧院（フィラデルフィア総合病院）があった場所には、今や小児科病院などの高層ビルが林立し、昔の面影はありません。ただ、シビック・センター通りの南側には赤レンガの塀が建っており、これが救貧院の唯一の名残りとなっています。

ドレクセル大学のドラゴン像

地下鉄ブルー線の30丁目駅で降りると、ドレクセル大学があります。ドレクセル大学とペンシルバニア大学は隣り合っているので、両方をあわせて、ユニバーシティ・シティ地区と呼ばれています。

ドレクセル大学は1891年創立で、学部と大学院で1万2000名の学生がいます。工学と自然科学で有名な大学です。キャンパス内にドラゴンの

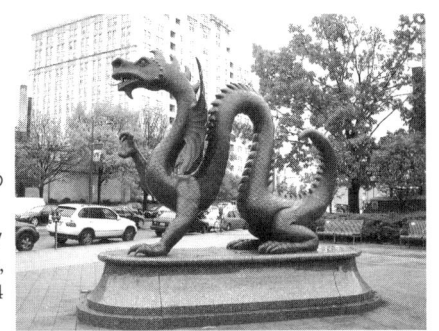

写真3.8 ドレクセル大学の
ドラゴン像
Drexel University
所 3141 Chestnut Street,
Philadelphia, PA 19104
http://www.drexel.edu

像（ 写真3.8 ）が建っていて、印象的です。

この大学には心理学科が2つあります。ひとつは、このドレクセル・キャンパスにあります。チェストナット通りのPSAビルです。

認知行動療法界のおしどり夫婦 ネズ夫妻

もうひとつの心理学科は、フィラデルフィア市の中心にあるシティ・キャンパス（ハーネマン大学病院）(p.117)の中にあります。こちらには、認知行動療法で有名なネズ夫妻がいます。

アーサー・ネズは、ドレクセル大学心理学科および医学校教授です。アメリカのニューヨークで生まれた日系二世で、ニューヨーク州立大学ストーニーブルック校で臨床心理学の学位を取得しました。うつ病、癌、心疾患、肥満などに対する問題解決療法について世界的な業績があります。20冊以上の著書と150編以上の論文を発表しています。1999年から2000年まで、アメリカ行動療法促進学会（AABT）の会長をつとめました。

クリスティン・ネズは、ドレクセル大学の心理学教授および医学校准教授です。ドレクセル大学行動医学センターの所長もつとめています。性的暴力の被害者の研究や問題解決療法について、世界的な業績があります。14冊以上の著書と60編以上の論文を発表しています。

アメリカの認知行動療法の世界で、アーサーとクリスティンのネズ夫妻はおしどり夫婦として知られています。AABTが作成した認知行動療法

のビデオ・シリーズでは、全巻にわたり冒頭でネズ夫妻が登場し、内容を紹介しています。

ネズ夫妻は、2002年に東京大学で開かれた日本行動療法学会の招きで来日し、講演とワークショップをおこないました。そのときのワークショップは、『認知行動療法ワークショップ 2：アーサー＆クリスティン・ネズとガレティの面接技法』（丹野義彦・坂野雄二・長谷川寿一・熊野宏明・久保木冨房編、金子書房）として出版されました。ネズ夫妻の業績の内容については、この本の第2章「ネズ夫妻はどのような臨床研究をおこなってきたか」に詳しく記されています。

また2004年に神戸で開かれた世界行動療法認知療法会議（WCBCT）で来日して、ワークショップ「スピリチュアリティに導かれた行動療法」をおこないました。これは『ワークショップから学ぶ認知行動療法の最前線　うつ病、パーソナリティ障害、不安障害、自閉症への対応』（丹野義彦・坂野雄二編、金子書房）に収録されています。

また邦訳された著書には『認知行動療法における事例定式化と治療デザインの作成－問題解決アプローチ』（伊藤絵美監訳、星和書店）などがあります。

博物館地区のロッキーの像

また、地下鉄15丁目には、市庁舎（シティホール）があります。建物の屋上にのぼれます。

市庁舎から北西部には、パークウェイ博物館地区が伸びています。ここには、自然科学博物館、プリーズ・タッチ博物館、フランクリン自然科学博物館、ロダン美術館など、たくさんの博物館や美術館があります。

圧巻は、一番奥にあるフィラデルフィア美術館です。映画『ロッキー』で、シルベスタ・スタローンが階段を上り下りして身体を鍛えるシーンで有名です。階段の下に、ロッキーの像まで建っています（写真3.9）。悪乗りです。

フィラデルフィア美術館の民俗学の展示は大規模です。博物館の部屋の中に、日本の武家屋敷が1軒丸ごと建てられているのです。ほかにも、中

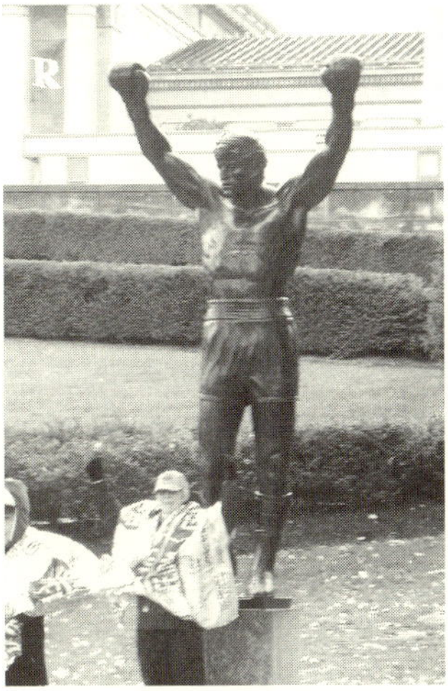

写真3.9 フィラデルフィア美術館の前のロッキー像

国の建物やタイの寺院も部屋の中に建てられています。また、印象派やダリやデュシャンの作品など、美術品も圧巻です。デュシャンの『花嫁は彼女の独身者達によって裸にされて、さえも』(通称「大ガラス」)が展示されています。ちなみに、この作品にはいくつかのバージョンがあり、東京大学の駒場美術博物館にもそのひとつが飾られています。

コンベンションセンター

地下鉄13丁目駅で降りると、コンベンションセンターがあります。巨大なカマボコ型をしています。昔の鉄道駅を改造したので、こんな形をしているのです。このホールで、2007年アメリカ認知行動療法学会(ABCT)が開かれました。3000名ほどが参加した大きな学会でした。ベックのお膝元でもあり、地元の認知療法の大家が多く参加していました。

　2007年といえば、バージニア工科大学で、学生による乱射(33名が死亡)というショッキングな事件がおこりました。覚えていらっしゃる方もいると思います。この大会では、バージニア州立大学に勤める認知行動療法家トーマス・オレンディックが中心となって、「キャンパスにおける

暴力への対応」というパネル・ディスカッションが開かれました。

地下鉄11丁目駅で降りて少し歩くと、トマス・ジェファーソン医科大学があります。

ペンシルバニア病院：アメリカ初の病院

地下鉄8丁目駅を降りて、7ブロックほど南へ行くとパイン通りがあり、ここにはペンシルバニア病院があります。

1751年創設で、 図3.2 （p.96）に示すように、アメリカで最初にできた病院です。当時のフィラデルフィアは、前述のように「病気のるつぼ」と呼ばれ、貧しい病人は路上に放置されていたため、病院の建設が望まれるようになりました。病院は、貧しい人々への医療の提供という必要から生まれました。1751年に、富豪のコプリンが土地を寄付して、病院の建設が決まりました。この年をもって、アメリカの病院の創設の年とされています。今から約260年前のことです。

アメリカの臨床医学の父 ボンド

ペンシルバニア病院の創始者はボンドとフランクリンでした。トマス・ボンド（1712～1784年）はクエーカー教徒（キリスト教系の宗教団体の信者）で、ロンドンやパリの病院で医学を学びました。フィラデルフィアに戻り、港湾伝染病検疫官となりました。そして、ヨーロッパのような病院をフィラデルフィアに作ろうと考えました。ボンドの長年の友人だったのが、前述のフランクリン（p.85）でした。ボンドは病院設立の夢をフランクリンに話し、協力を得て募金をはじめ、議会を動かしました。こうして1751年に病院の創設が決まりました。

ボンド医師はずっとこの病院で働きました。患者の治療費は無料だったので、病院の資金集めは重要な仕事でした。ボンドは商人や政治家などに対して、募金のキャンペーンをずっと続けなければなりませんでした。フランクリンは1751年から57年まで病院の理事となり、その後も病院経営に協力しました。ボンドは、前述のように、フランクリンの妻デボラ・リードの主治医をつとめました（p.85）。

ボンドはペンシルバニア大学の創設者のひとりでもあります。彼は1766年から、ペンシルバニア病院で臨床医学の講義をおこないました。これにより「アメリカの臨床医学の父」と呼ばれています。

アメリカの病院のモデル

　1751年にペンシルバニア病院の創設が決まったものの、建設資金が集まるまでには時間がかかり、本格的な病院が建てられたのは1756年になってからのことでした。それまでは仮の建物で診療がおこなわれ、初代の監督官はクエーカー教徒のエリザベス・ガードナーという女性でした。

　1762年には、院内に医学図書館が作られました。これは、アメリカで最初の医学図書館でした。また、病院の建物の最上階にはドーム型の解剖講義室が作られました。アメリカで最も古い解剖講義室で、1804年から1868年まで使われました。病院の敷地には薬草園もあります。のちには、看護学校も作られました。ペンシルバニア病院は、のちのアメリカの病院のモデルとなりました。

　その後、ペンシルバニア病院は産科と精神科で有名になり、大きく発展しました。1803年には産院が作られ、1854年に産科と婦人科が作られました。1929年には女性病棟ができ、1978年にはアメリカ初の出生前検査科が作られました。

　精神科については次に述べます。

　アメリカ独立戦争や南北戦争の時代には、ペンシルバニア病院では戦傷者の治療がおこなわれました。2つの世界大戦では、この病院の医療チームが戦場に派遣されました。

　1978年には、映画『ロッキー2』の撮影が敷地内でおこなわれました。

ペンシルバニア精神病院

　ペンシルバニア病院は、精神病の医学的治療が本格的にはじまった場所であり、アメリカの精神医療の発展に大きな役割を果たしました。

　1793年に、前述のようにラッシュがペンシルバニア病院の中に精神病の人のための病棟を作りました（p.103）。これはボストンのマクレーン病

院（1818年創設）（p.78）などと並んで、アメリカで最も古い精神科病棟のひとつです。その後、病棟が狭くなったため、精神科病棟だけ移転することになりました。

1841年に、病棟は市の西部へ移転し、ペンシルバニア精神病院（ペンシルバニア・アサイラム・フォー・ジ・インセイン）となりました。場所は49丁目とマーケット通りの角です。

アメリカ中に広まったカークブライト・プラン

新しい精神病院の初代の監督官となったのがカークブライトでした。トーマス・カークブライト（1809〜1883年）は、クエーカー教徒で、前述のテュークやラッシュのモラル療法（p.102）に影響を受けました。1854年に、『精神病院の構成と組織と一般的配置－狂気とその治療』という本を書いて、新しい精神病院のあり方を提案しました。

この病院は、本館の建物からいくつかの建物が翼のように出ている形態です。患者のプライバシーを守り、通気をよくするためです。こうした建築様式は「カークブライト・プラン」と呼ばれました。1859年には、ペンシルバニア精神病院の新しいビルが完成しました。これはまさにカークブライト・プランによる建物でした。

このビルをモデルとして、アメリカの32の州にカークブライト・プランによる病院が作られました。多くは、ビクトリア朝様式の大きな建物です。現在でもそのいくつかは残っており、カークブライト・プランによる病院建築についてのウェブ・サイトもあります。

アメリカ精神医学会の発祥の地

1844年には、カークブライトが中心となって、ペンシルバニア精神病院で、アメリカ精神病院医学監督官協会（AMSAII）が開かれました。これは、アメリカ東海岸の精神病院の監督官13人が集まった会議です。この会議は、アイビーリーグ私立精神病院グループなどとも呼ばれました。

このAMSAIIがもとになって、のちにアメリカ精神医学会ができたのです（p.181）。 図3.3 （p.104）のアメリカ精神医学会の紋章をもう一

度ごらんください。上のほうに、13個の星が描かれています。これはAMSAIIを創立した13名を示します。また、下のほうには「1844」と書かれていますが、これは、1844年にフィラデルフィアで初会合を開いたことを示します。カークブライドの会議がいかに歴史的な意義をもっていたかがわかります。

AMSAIIは、医学の専門家の集まりとしてはアメリカで最初のものでした。前述のように、アメリカ医師会ができたのは1847年ですから(p.98)、それよりも早いわけです。

AMSAIIは、カークブライド・プランの普及にも力をもちました。このため、前述のようにカークブライド・プランによる病院がアメリカ全土に広がったのです。

その後、ペンシルバニア精神病院は、ペンシルバニア研究所病院（インスティテュート・オブ・ザ・ペンシルバニア・ホスピタル）と呼ばれるようになりました。カークブライド・プランのビルは古くなり、1950年頃には使われなくなりました。古いビルは、国の史蹟に指定されています。

この病院は、医療保険の問題で経営状態が悪化し、1997年に廃止されました。ペンシルバニア病院はこの土地と建物を売却し、精神病院の機能を8丁目の本院に吸収しました。

アメリカの医学と医療の発祥の地 フィラデルフィア

以上のように、フィラデルフィアは、アメリカの医療史に残る場所です。図3.2 (p.96)に示すように、フィラデルフィアは、

①アメリカではじめて医療を施す救貧院ができた地（1732年のフィラデルフィア救貧院）であり、

②アメリカではじめて病院ができた地（1751年のペンシルバニア病院）であり、

③アメリカではじめて医学校ができた地（1765年のフィラデルフィア内科カレッジ、のちのペンシルバニア大学医学校）であり、

④アメリカではじめて大学病院ができた地（1874年のペンシルバニア大学病院）なのです。また、

⑤アメリカではじめて医学の専門家の学会が開かれた地（1844年のアメリカ精神病院医学監督官協会、のちのアメリカ精神医学会）でもあります。

まさにアメリカの医学・医療の発祥の地といってもよいでしょう。

世界遺産の国立歴史公園

地下鉄ブルー線の5丁目駅で降りると、国立歴史公園があります。1776年にアメリカが独立したときの建物が保存され、独立宣言のときに鳴らされた自由の鐘（リバティ・ベル）が飾られています。この鐘には、大きな亀裂が入っています。1790年から1800年の間、フィラデルフィアはアメリカの首都であり、当時の建物があります。この公園は世界遺産に指定されています。

アルバート・アインシュタイン医学センター

次に、地下鉄オレンジ線に沿って回ってみましょう。

オレンジ線の終点ひとつ手前のオルニー駅で降りると、アルバート・アインシュタイン医学センターがあります。ブロード通りに面した高層ビルです。この地域は古ぼけた小さな建物が並んでいますので、この高層ビルはその中でひときわ目立ちます。

入り口のロビーの中は自由に入れるようになっていて、「ウェルカム」と立て札が立っています。ロビーの中には、歴代の院長らしい人たちの肖像が飾ってあります。

この病院の向かいは、ブロード通りをはさんでウィンデナー記念学校があります。ブロード通りと直行する西オルニー通りには、ラサール大学があります。

ただし、オルニー駅のまわりはやや荒廃した印象があり、日本人が安心して歩き回れるような場所とはいえません。

活気にあふれるテンプル大学

地下鉄オレンジ線のアルゲーニー駅で降りると、テンプル大学の医学系の建物が並んでいます。アルゲーニー駅前からブロード通り沿いに、歯学校、教会、薬学校、テンプル大学病院、小児科病院があります。病院の向かい側には、医学校と研究センターの建物があります。

地下鉄オレンジ線をさらに南下し、セシル・B・ムーア駅で降りると、テンプル大学の本キャンパスがあります。この駅のまわりは、学生たちの活気であふれています。テンプル大学は1884年創立の州立大学です。学生数は3万人で、州内に8つのキャンパスがあります。

アメリカの臨床心理学を代表するテンプル大学

スチューデント・センターの隣りにあるウェイス・ホールという建物は、心理学と言語学のビルです（写真3.10）。巨大なビルで、テンプル大学が心理学に力を入れていることがわかります。

心理学科は、リベラルアーツ・カレッジに属しています。35人の教員がいますが、アメリカの臨床心理学を代表するような実力者が集まっています。

写真3.10　テンプル大学心理学科のあるウェイス・ホール
Department of Psychology, Temple University
所　Weiss Hall 1701 North 13th Street, Philadelphia, PA 19122
http://www.temple.edu/psychology

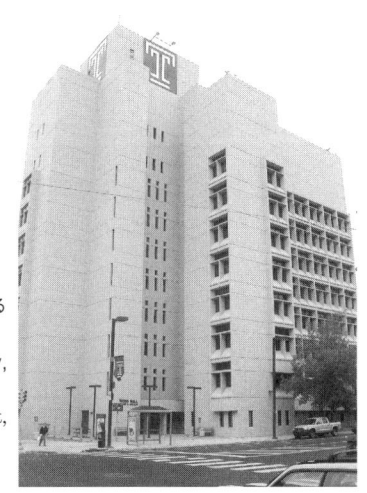

教授のリチャード・ハイムバーグは、社交不安の認知行動療法で著名で、テンプル大学の成人不安クリニックの所長でもあります。250本以上の論文を書いています。アメリカ行動療法促進学会（AABT）の会長をつとめました。私は、2002年にリノで開かれた行動療法促進学会で、坂野雄二氏（北海道医療大学）よりハイムバーグを紹介してもらいました。写真3.11 はそのときのものです。

教授のフィリップ・ケンドールは、子ども認知行動療法や不安障害の認知行動療法で有名です。テンプル大学の児童・思春期不安障害クリニックの所長でもあり、AABTの会長もつとめました。300本以上の論文を書いています。邦訳された著作には、『子どものストレス対処法－不安の強い子の治療マニュアル』（市井雅哉訳、岩崎学術出版社）、『コーピングキャット・ワークブック＆ノート』（市井雅哉・越川房子・豊川輝・石川利江訳、岩崎学術出版社）があります。

また、教授のローレン・アロイは、世界の臨床社会心理学のリーダーとして活躍しています（写真3.12）。アロイは、ペンシルバニア大学のエイブラムソンやメタルスキーとともに、前述の改訂学習性無力感理論（p.88）をさらに改訂し、抑うつの「絶望感理論」を提出しました。また、エイブラムソンとともに、「抑うつリアリズム」の現象を発見しました。こうした研究から社会的幻想の領域が生まれてきたのです。また、タバチニクとともに信念形成の理論などを発表し、多くのアイディアで新しい領

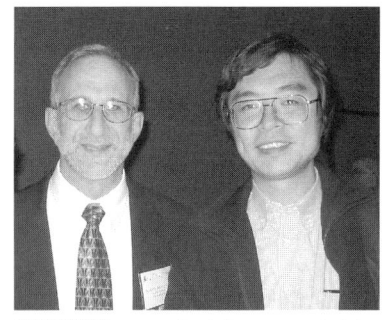

写真3.11　テンプル大学のハイムバーグと

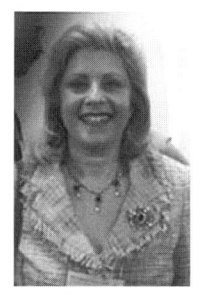

写真3.12　テンプル大学のアロイ

悲劇のハーネマン大学病院

さらに下り、地下鉄オレンジ線のレース・バイン駅で降りると、ハーネマン大学病院の巨大な建物があります（写真3.13）。この病院は、世界で最初に心臓移植手術を成功させたところです。

ハーネマン大学は、ペンシルバニア医科大学と組んで、アリゲーニー大学を作っていました。アリゲーニー大学は、年間収入2000億円、従業員数3万2000名、年間入院患者数13万名を誇るペンシルバニア州最大の医療機関でした。ところが、1998年にこの大学が倒産したのです。アメリカの公的医療費削減と医療市場開放政策のあおりを受けてのことでした。倒産したハーネマン大学病院は、ドレクセル大学に吸収されました。

前述のネズ夫妻（p.107）はもともとハーネマン大学の教員でしたが、この事件によってドレクセル大学に移籍したのです。大学名は変わりましたが、ネズ夫妻のオフィスは変わらず、このハーネマン大学病院の中にあるということです。

地下鉄オレンジ線を南に行って、終点のパティソン駅には、スポーツ・コンプレクスがあります。ここにはバスケットボールやフットボールなどのスポーツ施設があり、プロのゲームを観戦することができます。

写真3.13　ハーネマン大学病院
Hahnemann University Hospital
所　230 N Broad Street, Philadelphia, PA 19102
http://www.hahnemannhospital.com

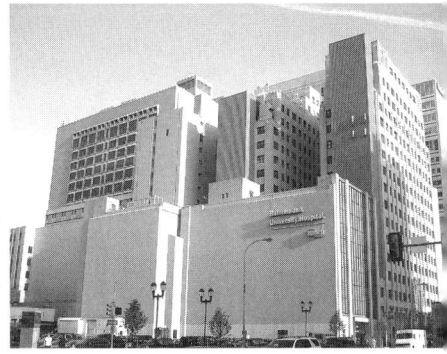

ベック認知療法研究所を訪ねてみる

こで地下鉄を離れて、郊外列車（RRL）で回ります。

ベック（p.87）は大学を定年退官したあと、ベック認知療法研究所を作り、そこで臨床と教育をおこなっています。この研究所を訪ねてみましょう。

RRLのR6線に乗り、バラ駅で降ります。バラ駅は小さい無人駅で、まわりには何もありません。階段をのぼると、シティ・アベニューという自動車道になっています。そこを東へ行くとショッピング・センターがあり、さらに行くとベルモント・アベニューの交差点に出ます。その信号を渡ると、左側に大きな建物が見えます。これが「ワン・ベルモント・アベニュー」という建物です（写真3.14）。この建物の700号室にベック研究所があります。建物はセキュリティのため、内側からしか開かないようになっています。訪問者は、中の人と連絡をとって、エレベーターを使って入ります。

この研究所は、教育研究機関と治療機関を兼ねています。この研究所で認知療法の訓練を受けたのが伊藤絵美氏（洗足ストレス・コーピング・サポート・オフィス）です。2002年にベック研究所でのトレーニング・プログラムに参加し、そのときの体験記を書いています（『こころの臨床 a·là·carte』22; 205-208, 2003）。この記事は、日本認知療法学会のニューズレターである『認知療法 NEWS』に掲載され、学会ホームページにも公開されています。それによると、ベック研究所のトレーニング・プログ

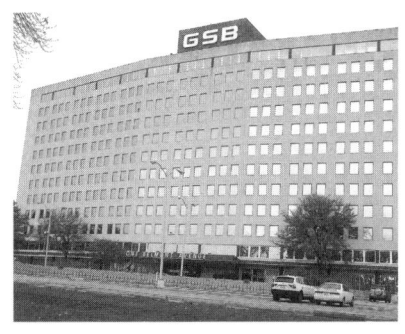

写真3.14　ベック認知療法研究所のあるワン・ベルモント・アベニュー
Beck Institute
所 One Belmont Avenue, Suite 700, Bala Cynwyd, Philadelphia
http://www.beckinstitute.org

ベックの三女ジュディスも認知療法家に

ベック認知療法研究所は、現在は娘のジュディスが運営しています。アーロン・ベックには4人の子どもがいますが、第3子のジュディスが認知療法家となりました。ジュディス・ベック（1954年～）は、大学卒業後、学習障害をもつ子どもの教師を数年つとめ、その後ペンシルバニア大学の大学院に入学し、1982年に心理学の博士号をとりました。認知療法家として頭角をあらわし、アメリカの認知療法を代表する存在となりました。父のベックとともに、ベック認知療法研究所において、認知療法の臨床と訓練の仕事をするとともに、ペンシルバニア大学医学校の精神科の心理学分野の臨床准教授をつとめています。国内外のワークショップ講師も精力的につとめ、2007年にバルセロナで開かれた世界行動療法認知療法会議（WCBCT）では、アーロン・ベックのかわりに多くの聴衆を集め、大活躍していました。

2009年の日本心理臨床学会の広報誌『心理臨床の広場』に、ジュディス・ベックのインタビュー記事が載っています。堀越勝氏（駿河台大学教授）がインタビューしたものです。偉大な父ベックの娘であることについて聞かれると、「ポジティブな面ばかり」と答えていたのが印象的です。

邦訳された著書には、『認知療法実践ガイド　基礎から応用まで－ジュディス・ベックの認知療法テキスト』（伊藤絵美・藤澤大介・神村栄一訳、星和書店）や、『認知療法実践ガイド　困難事例編－続ジュディス・ベックの認知療法テキスト』（伊藤絵美・佐藤美奈子訳、星和書店）があります。これらの本は12カ国語に翻訳され、教科書として世界各地で使われています。

フリーマンの研究室があったPCOM

ベック認知療法研究所の近くには、フリーマンの研究室がありました。フィラデルフィア・オステオパシー医科大学（PCOM）です。

オステオパシーとは、辞書には「整骨療法」とあります。アメリカには、オステオパシー医科大学がいくつかあります。PCOMもそのひとつです。この大学には心理学科があり、フリーマンが教授をつとめていました。

ベック認知療法研究所のある「ワン・ベルモント・アベニュー」の近くには、ベルモント貯水池という巨大な池があり、その近くにPCOMがあります（ 写真3.15 ）。

アーサー・フリーマンはコロンビア大学で学位をとり、アルフレッド・アドラー研究所やエリスのもとで学び、ベックのペンシルバニア大学認知療法センターでポストドクをしました。アメリカ行動療法促進学会（AABT）の会長や、国際認知心理療法会議（IACP）の会長をつとめました。世界中を飛び回って認知療法の普及につとめ、中国やスウェーデンなどの国で客員教授をつとめ、これまで25カ国以上の国で講演をしたということです。このため、「認知療法の伝道師」と称されています。日本にも何回か来て、講演やワークショップをおこなったことがあります。邦訳された著書もたくさんあります。『認知療法入門』（遊佐安一郎訳、星和書店）、『認知療法臨床ハンドブック』（高橋祥友訳、金剛出版）、『人格障害の認知療法』（ベックと共著、井上和臣・南川節子・岩重達也・河瀬雅紀訳、岩崎学術出版社）などです。

認知療法では、フリーマンはベックと並ぶ巨頭です。世界の双璧をなす2人の研究室がこれほど近くにあるのは驚きです。フリーマンはPCOMを定年退官しましたが、現在でも、世界中を飛び回って「伝道師」として

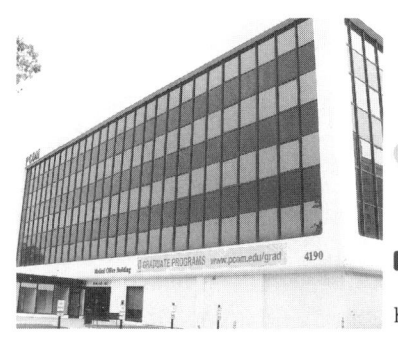

写真3.15　フィラデルフィア・オステオパシー医科大学（PCOM）
Philadelphia College of Osteopathic Medicine
所　4170 City Avenue, Philadelphia, PA 19131
http://www.pcom.edu

活躍しています。2008年に日本認知療法学会の『認知療法研究』が創刊されたときには、フリーマンが祝辞を寄せています。

PCOMの心理学科では、日本人のスズキ・タカコ氏が准教授をつとめています。スズキ氏は日本の大学を出た後、アメリカで学位と免許をとり、不安障害の認知療法の研究と臨床で活躍されています。アメリカの認知行動療法学会では、アジア系アメリカ人の認知行動療法という特別関心グループで活躍されています。日本行動療法学会の会員でもあります。

医師になれなかった男バーンズの美術館

ベック認知療法研究所から歩いて30分ほどのところに、バーンズ・コレクションがあります。最寄り駅はRRLのR5線のメリオン駅です。ここは、幻のコレクションと呼ばれ、知る人ぞ知る美術館です。フィラデルフィアに行ったらぜひ訪ねることをお勧めします。

創始者のアルバート・バーンズは、ペンシルバニア医科大学で医学を学びましたが、卒業後、医師には向いていないことを悟り、製薬会社に転職しました。それが成功して、手に入れた巨額の富でフランス美術を収集しました。フランスの後期印象派のルノアール、セザンヌ、マチス、ピカソなどが中心です。その展示の仕方は、私個人としては納得できない面もありますが、すばらしい美術品ばかりであることには間違いありません。

興味深いのは、哲学者・教育学者のデューイがバーンズ・コレクションの初代教育部門長をつとめたことです。現在でも、バーンズ財団は、デューイが開発した方法で、一般人を対象に美術教育をおこなっています。バーンズの書簡も保存されており、その相手は、マティスといった画家、デューイやラッセルといった哲学者、エズラ・パウンドといった作家など、一流の文化人です。この財団は、アメリカ文化の一時期の断面を見せてくれるところが面白いのです。

なお、RRLのR5号線のプリン・マー駅で降りると、プリン・マー・カレッジがあります。ここは津田塾大学の創始者津田梅子が学んだ大学として有名です。

4 ボルチモア　*Baltimore*

大学史に燦然と輝く ジョンズ・ホプキンズ大学を訪ねる

　ボルチモアは、東海岸のフィラデルフィアとワシントンD.C.の間に位置する大都市です。日本人にはあまりなじみがありませんが、ジョンズ・ホプキンズ大学やメリーランド大学があり、昔からアメリカの学術の中心のひとつでした。とくに、ジョンズ・ホプキンズ大学はアメリカの大学史に燦然（さんぜん）と輝く存在です。アメリカ初の研究中心の大学であり、アメリカではじめて心理学の実験室ができた大学です。この実験室で学んだ元良勇次郎は、日本で最初の心理学教授となりました。また、ジョンズ・ホプキンズ大学病院を語ることなくして、アメリカの医学は語れません。ここでは、ボルチモアの大学散歩をしてみましょう。

▼地下鉄と路面電車で回る ボルチモア こころの臨床ツアー

　ボルチモアは人口60万人で、メリーランド州で最も大きい都市です。ボルチモアの市内交通は、路面電車（ライトレール）と地下鉄です。
　地図8 をごらんください。

　ライトレールは、ペンシルバニア駅から南下してボルチモア市内を通ります。ペンシルバニア駅は鉄道のアムトラックとマークが発着する大きな駅です。アムトラックを利用すると、ニューヨークから3時間で着きます。新幹線の東京−大阪間と同じなので、日帰り旅行も可能です。なお、ライトレールで南下すると終点がボルチモア・ワシントン国際空港です。

　地下鉄は市の東西を結んでいます。東側の終点がジョンズ・ホプキンズ医療センター駅です。ライトレールと地下鉄の乗り換え駅がないのが不便

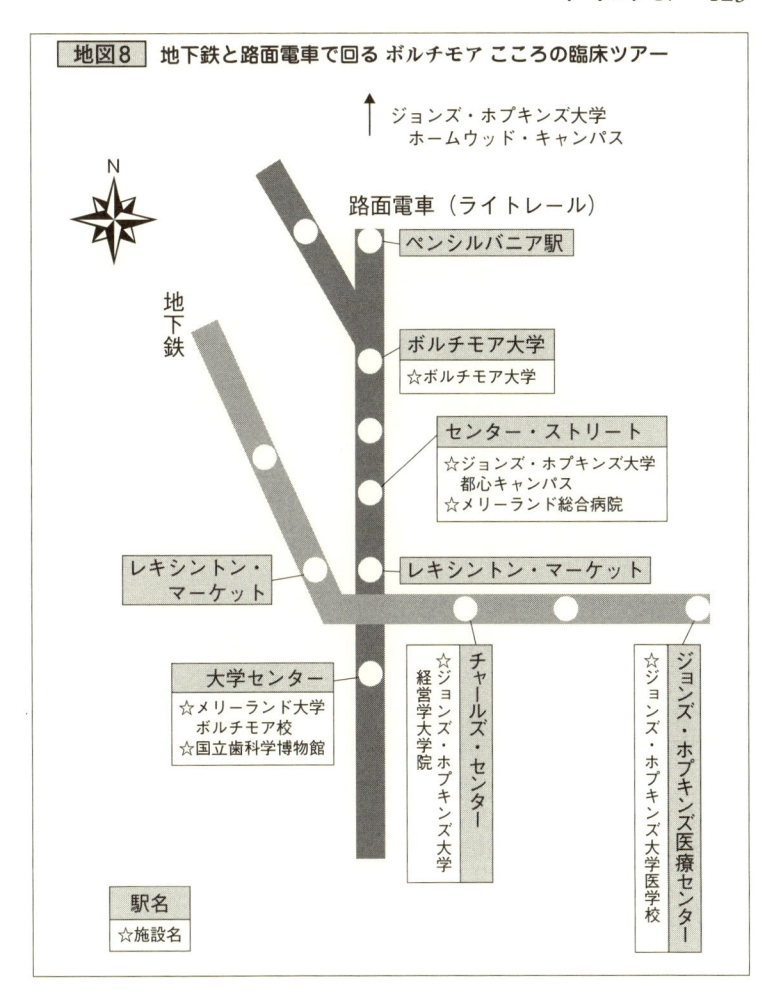

| 地図8 | 地下鉄と路面電車で回る ボルチモア こころの臨床ツアー |

↑ ジョンズ・ホプキンズ大学
ホームウッド・キャンパス

路面電車(ライトレール)

地下鉄

ペンシルバニア駅

ボルチモア大学
☆ボルチモア大学

センター・ストリート
☆ジョンズ・ホプキンズ大学
　都心キャンパス
☆メリーランド総合病院

レキシントン・マーケット

レキシントン・マーケット

大学センター
☆メリーランド大学
　ボルチモア校
☆国立歯科学博物館

チャールズ・センター
☆ジョンズ・ホプキンズ大学
　経営学大学院

ジョンズ・ホプキンズ医療センター
☆ジョンズ・ホプキンズ大学医学校

駅名
☆施設名

です。乗り換えるためには、レキシントン・マーケット駅で降りて、1ブロックを歩く必要があります。しかし、レキシントン・マーケットのあたりは、日本人が安心して歩ける雰囲気ではありません。ライトレールにしろ、地下鉄にしろ、レキシントン・マーケット駅を通過するのは問題ないのですが、この駅の周辺を歩くのは避けたほうがよいでしょう。必要があ

れば、タクシーを利用するとよいでしょう。

　以下では、まずジョンズ・ホプキンズ大学のホームウッド・キャンパスとジョンズ・ホプキンズ大学医学校を回ります。次に、地下鉄とライトレールで、ジョンズ・ホプキンズ大学の都心キャンパスとメリーランド大学ボルチモア校を回ります。

ジョンズ・ホプキンズ大学：アメリカ初の研究中心大学

　ペンシルバニア駅からタクシーで10分（10ドル）ほどで、ジョンズ・ホプキンズ大学のホームウッド・キャンパスに着きます。ライトレールや地下鉄は通っていません。バスを利用する場合は、ペンシルバニア駅からボルチモア美術館を通るバスに乗ります。駅に戻るためにタクシーを拾う場合は、南チャールズ通りに出るとよいでしょう。

　この大学は、実業家ジョンズ・ホプキンズの遺志によって作られました。ホプキンズは、ウィスキーの販売や鉄道で財産をなしました。1873年に彼は亡くなりますが、700万ドルの遺産を残し、それを半分ずつ使って、ジョンズ・ホプキンズ大学とジョンズ・ホプキンズ大学病院が建てられました。当時の700万ドルは現在の1億ドル（約100億円）に相当し、大学への寄付金としてはアメリカで最高の額でした。

　ジョンズ・ホプキンズ大学は1876年に開設されました。初代の学長ダニエル・ギルマンは、当時最先端のドイツのフンボルトの理念にもとづいて、アメリカではじめて研究中心の大学を作ろうとしました。

フンボルトの理念

　フンボルトの理念とは、第一線の研究者が自分の研究成果にもとづいて大学教育をおこなうべきだという考え方です。アメリカの大学は一般教養（リベラルアーツ）を教える教育中心の大学だったのですが、ギルマンは研究中心の大学をめざしました。つまり、講義中心ではなく、演習中心のカリキュラムを作り、一般教養を広く学ぶのではなく、学生の専攻を決めて深く教育するシステムを作りました。また、大学院教育を充実させ、教員の研究を奨励しました。こうしたシステムは当時のアメリカで

は画期的なことでした。シカゴ大学など多くの大学に影響を与え、20世紀になってアメリカの大学や大学院が世界のトップに躍り出る基礎を作りました。

　1878年には、ジョンズ・ホプキンズ大学出版会が作られました。これは現存するアメリカの大学出版会としては最古のものです。

　ジョンズ・ホプキンズ大学の研究レベルの高さは有名です。これまで教員や卒業生でノーベル賞を受賞した人は33名にのぼります。

建物よりも人を作る

　学長のギルマンは、大学を作るに当たって、アメリカ各地から第一線の研究者を呼びました。とくに、後述する医学校の4教授は有名です（p.144）。

　ギルマンは、立派な建物を建てるよりも、立派な研究者を集めることにお金を使うことが大切だと考えました。このため、初期の大学の建物は狭かったようです。

　寄付者のジョンズ・ホプキンズは奴隷解放論者で、南北戦争で北軍を支持したことでも有名です。こうしたことを反映して、ジョンズ・ホプキンズ大学は黒人の入学も認めました。

　1889年には、ジョンズ・ホプキンズ大学病院が完成し、1893年には医学校ができました。

　大学の本部キャンパスは、はじめはボルチモア市の中心部にありました。しかし、狭くなったため、1900年頃にそのキャンパスをボルチモア市に100万ドルで売って、かわりに北部のホームウッド・キャンパスに移りました。1956年から67年と1971年から72年には、アイゼンハワー大統領の弟ミルトン・アイゼンハワーが学長となりました。この時代は入学者が倍増し、収入が3倍となるなど、急激に拡大しました。今でもこの大学と病院は、ボルチモア市で最大の従業員をもつ事業主です。

3つのキャンパス

ジョンズ・ホプキンズ大学のキャンパスはいくつかありますが、主なものは次の3つです。

①ホームウッド・キャンパス。大学本部があるキャンパスです。文理学部と教育学部と工学部があります。文理学部は1876年創立で、この大学で最初に作られた学部です。正式の名称は、ザンヴィル・クリーガー・アーツ・アンド・サイエンス・スクールといいます。

②東ボルチモア・キャンパス。医学施設キャンパスとも呼ばれ、医学校、看護学校、公衆衛生学校があります。

③ボルチモア都心(ダウンタウン)キャンパス。芸術学部（ピーボディ音楽研究所）やビジネス・スクールがあります。

以下、これら3つのキャンパスを歩いてみましょう。

ホームウッド・キャンパス：結婚祝いに贈られた土地

ホームウッド・キャンパスは、もともとはチャールズ・キャロルという富豪政治家（独立宣言の署名者のひとり）の所有地でした。この土地は、キャロルから息子のチャールズ・キャロル・ジュニアへと、結婚祝いに贈られました。息子は、1803年にホームウッド・ハウスという家を建てて住んでいました。ホームウッド・ハウスの設計者は、一説にはチャールズ・キャロル・ジュニア自身であるともいわれています。

その後、この土地はウィリアム・カイザーとウィリアム・ワイマンらの所有となり、彼らが1900年頃にこの土地を大学に寄付しました。

ホームウッド・ハウスは1976年に国定歴史ランドマークに指定され、1987年には博物館として一般公開されました。

このキャンパスにある大学の建物は、すべて、このホームウッド・ハウスをモデルにして建てられました。ジョージア朝様式の赤レンガに白大理石を使った建物です。キャンパス全体に統一感があります。また、建物の屋根には白い塔が建っており、塔の形はそれぞれ違っています。本書で紹介する建物の写真を見ても、塔の形はそれぞれ異なることがわかっていただけるでしょう。

ホームウッド・キャンパスを散策してみよう

キャンパスには塀がなく、オープンで誰でも入れます。キャンパス全体が芝生で覆われ、公園のようです。歩いている学生を見ると、まじめな良家の子女という感じです。アジア系の学生も多いようです。家族をつれたキャンパスツアーもしていました。上品で、感じのよいキャンパスです。

地図9 は、ホームウッド・キャンパスの地図です。この中の建物の番号は、大学のホームページにあるキャンパスの地図に合わせています。以下の本文の建物番号も、地図9 に合わせています。

また大学のホームページには、キャンパスのバーチャル・ツアーのサイトがあります。建物について写真入りで解説されています。建物の名前は、歴代の学長や寄付者の名前にちなんでいます。

クオドラングルめぐり

ツアーの出発点は、メイソン・ホール（1）です。この建物には、入試事務局（アドミッション・オフィス）とビジター・センターがあります（ 写真4.1 ）。

ビジター・センターは、カーペットが敷かれ、暖炉や本棚があり、温かい家庭の雰囲気を出しています。ソファや椅子も置かれています。大学の資料が展示されています。

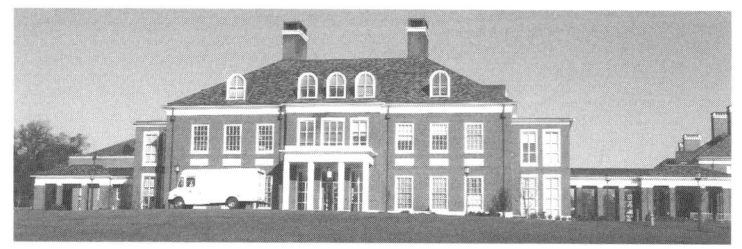

写真4.1　ジョンズ・ホプキンズ大学　メイソン・ホール
The Johns Hopkins University
所　3400 North Charles Street, Baltimore, Maryland 21218
http://www.jhu.edu

128

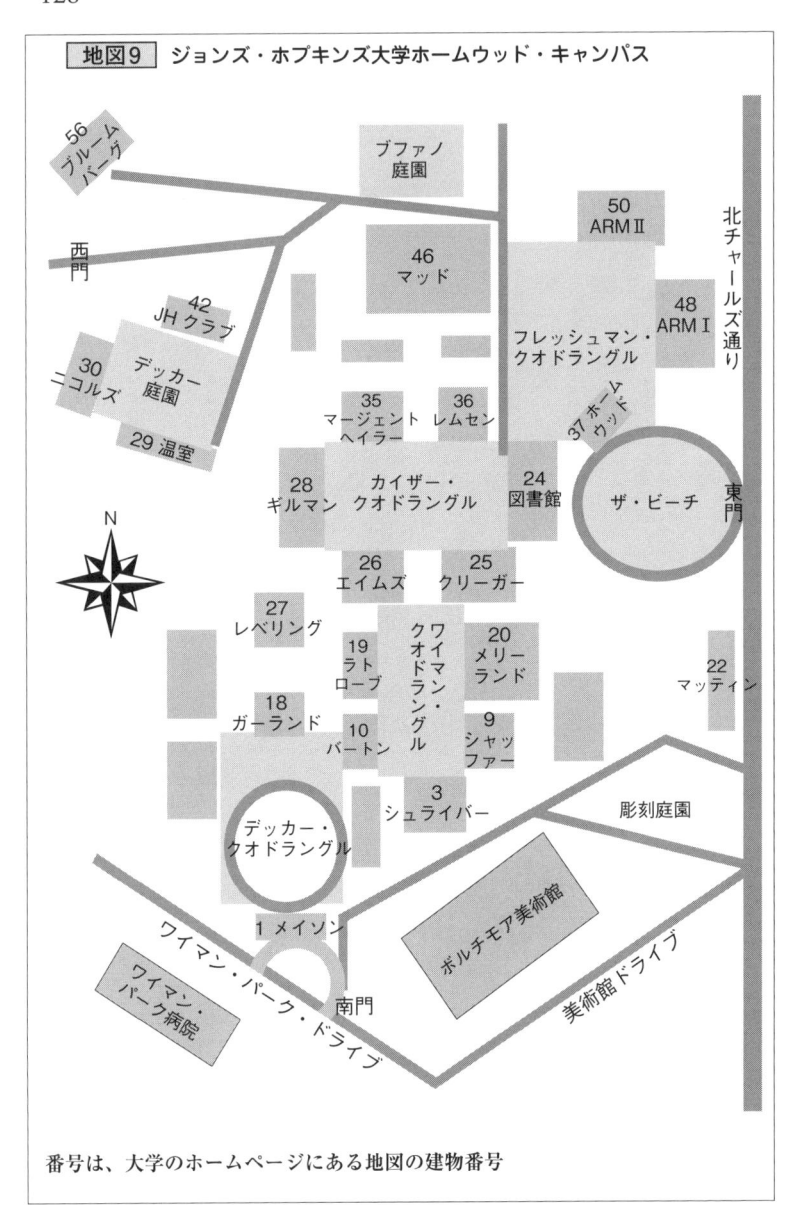

| 地図9 | ジョンズ・ホプキンス大学ホームウッド・キャンパス |

- 56 ブルームバーグ
- ブファノ庭園
- 50 ARM II
- 西門
- 46 マッド
- 42 JH クラブ
- 48 ARM I
- 北チャールズ通り
- フレッシュマン・クオドラングル
- 30 ニコルズ
- デッカー庭園
- 35 マージェント ヘイラー
- 36 レムセン
- 37 ホームウッド
- 29 温室
- 28 ギルマン
- カイザー・クオドラングル
- 24 図書館
- ザ・ビーチ
- 東門
- N
- 26 エイムズ
- 25 クリーガー
- 27 レベリング
- 19 ラトローブ
- ワイマン・クオドラングル
- 20 メリーランド
- 22 マッティン
- 18 ガーランド
- 10 バートン
- 9 シャッファー
- 3 シュライバー
- デッカー・クオドラングル
- 彫刻庭園
- 1 メイソン
- ボルチモア美術館
- ワイマン・パーク・ドライブ
- 南門
- 美術館ドライブ
- ワイマン・パーク病院

番号は、大学のホームページにある地図の建物番号

ビジター・センターで「ジョンズ・ホプキンス大学の散歩ツアー」というパンフレットをもらえます。わかりやすい地図に散歩ルートが書かれていますので、このパンフレットを参考にキャンパスを散策してみましょう。

キャンパスには、クオドラングル（中庭）と呼ばれる四角い芝生の広場がいくつかあり、そのまわりに建物が建っています。キャンパスツアーは、クオドラングルをめぐるツアーとなります。

デッカー・クオドラングル

メイソン・ホールの北側が、デッカー・クオドラングルです。クオドラングルを横切ると、ガーランド・ホール（18）があります。寄付者のチャールズ・ガーランドは銀行家で、大学理事をつとめました。テニス・プレーヤーとしても有名で、アメリカ人としてはじめてウィンブルドンで優勝しました。ガーランド・ホールは大学の管理棟で、学長のオフィスや、学生財務サービス、学生記録課などが入っています。また、学生のための学習アドバイス、就職センター、カウンセリングセンターなども入っています。この建物には自由に入ることができ、中のソファで休めるようになっています。

ガーランド・ホールを通り抜けて北側に出ると、レベリング・プラザという小庭です。その前のレベリング・ホール（27）は学生組合の建物で、学生クラブ、学生用ラウンジがあります。劇場、フードコート、コーヒーショップなども入っています。学年のはじめには、この建物で学生活動フェアが開かれ、学内の320以上のクラブや団体が説明会などをします。

レベリング・プラザの東側にあるのはラトローブ・ホール（19）で、その建物の間を抜けるとワイマン・クオドラングルがあります。

ワイマン・クオドラングル

ワイマン・クオドラングルと次に述べるカイザー・クオドラングルは、このキャンパスの歴史の中でも中心的な役割を果たしており、前者は「下のクオド」、後者は「上のクオド」と呼ばれます。

ワイマン・クオドラングルのまわりには、美しい歴史的な建物が並んでいます。最も南にあるのがシュライバー・ホール（3）です。1954年に作られ、キャンパス最大の講堂があります（写真4.2）。

シュライバー・ホールでは、ホプキンズ・シンフォニー・オーケストラが演奏したり、映画が上映されたりします。この建物には、寄付者の意思により、壁画が描かれています。大口の寄付者10名、哲学と医学の教授、大学の理事とともに、寄付者シュライバー自身が在籍したときのクラスメートや、ボルチモアの美女10人（寄付者シュライバーが選定）の絵もあるそうです。

シュライバー・ホールから北西には、バートン・ホールとラトローブ・ホールが並んでいます。バートン・ホール（10）は、1962年に放射線物理学の実験室として建てられ、現在は工学部の建物です。ラトローブ・ホール（19）は、1915年に建てられた工学部のビルです。

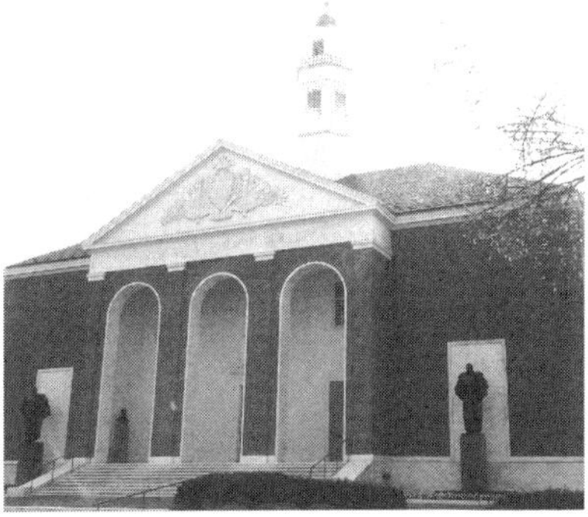

写真4.2　シュライバー・ホール
Shriver Hall

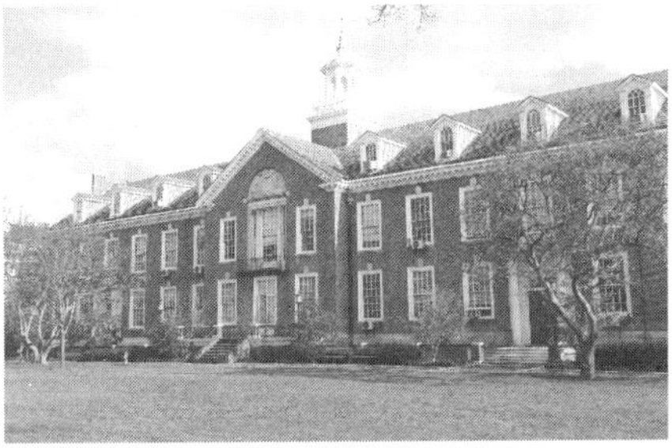

写真4.3　メリーランド・ホール
Maryland Hall

また、シュライバー・ホールから北東には、シャッファー・ホールとメリーランド・ホールが並んでいます。シャッファー・ホール（9）は、1965年に建てられた教室棟です。体育のシャッファー教授にちなんで命名されました。シャッファーはホームウッド精神科クリニックの創設者でもあります。メリーランド・ホール（20）は1914年に作られたキャンパスで2番目に古い建物で、工学部のビルです（ 写真4.3 ）。

カイザー・クオドラングル

ワイマン・クオドラングルを北へ行き、階段をのぼると、カイザー・クオドラングルがあります。この広場はキャンパスで最も古い場所であり、キャンパスの中心をなしています。かなり広いスペースで、多くの木が植えられています。たくさんの学生が行き来しています。広場のまわりには古い建物群が囲んでいます。

カイザー・クオドラングルの西側にあるのがギルマン・ホール（28）です。ギルマン・ホールはこのキャンパスで最初に作られた建物で、ホームウッド・ハウスをモデルにしています（ 写真4.4 ）。

初代学長のギルマンの名前をとった建物で、時計台があります。中は教室、セミナー室、事務室、図書室（人文科学と社会科学の図書）からなり、ギルマンが研究と教育の統合を達成するために作った実験的な建物でした。現在は工事中で、2010年に完成する予定です。完成すると、人文

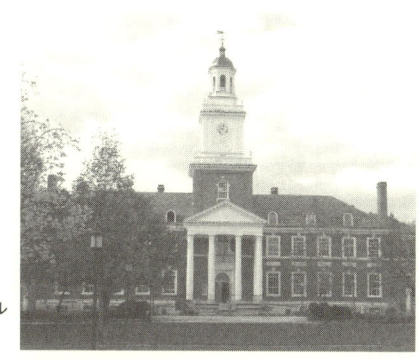

写真4.4　ギルマン・ホール
Gilman Hall

系の諸学科(ドイツ語・ロマンス語文学、歴史学、英語学、中東研究)や大学の考古学コレクションが入ります。ライティング・セミナーや24時間使える図書室・学習スペースもできます。

ギルマン・ホールの北西にはデッカー庭園があります。温室(29)とニコルズ・ハウス(30)とジョンズ・ホプキンズ・クラブ(42)に囲まれた部分です。この庭は、以前は植物園でした。生物学科の研究用として使われていましたが、1950年から使われなくなり、1976年にデッカー庭園として整備されました。

カイザー・クオドラングルに戻ります。ギルマン・ホールから南東に向かうと、エイムズ・ホールとクリーガー・ホールが並んでいます。エイムズ・ホール(26)は1954年に作られました(写真4.5)。エイムズは、1929年から1935年にジョンズ・ホプキンズ大学の学長をつとめた学者で、航空宇宙学のパイオニアでした。今のエイムズ・ホールには、心理脳科学、地理・環境工学、科学技術史の各学科が入っています。このうち、心理学・脳科学科については後で詳しく述べます(p.139)。

クリーガー・ホール(25)は1929年に物理学科のために建てられ、

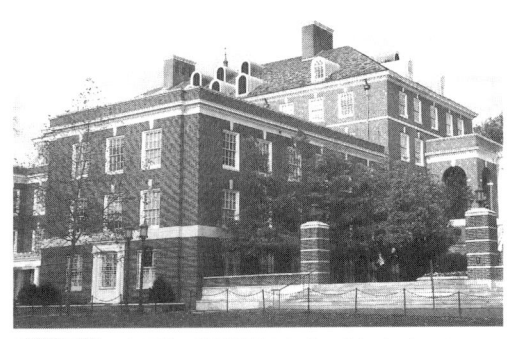

写真4.5　心理学・脳科学科のあるエイムズ・ホール
Department of Psychological & Brain Sciences, The Johns Hopkins University
所 Ames Hall, 3400 N. Charles St., Baltimore, MD 21218-2686
http://pbs.jhu.edu

もとはローランド・ホールと呼ばれました。ローランドはジョンズ・ホプキンス大学の物理学科教授で、アメリカ物理学会の初代会長をつとめました。1991年に物理学科がブルームバーグ・センターに移ったので、今の名前になりました。クリーガー・ホールには、認知科学科、コンピュータラボ、数学科、語学センターが入っています。また、クリーガー心／脳研究所が入っています。これについては後で詳しく述べます（p.133）。

　ギルマン・ホールから北東に向かうと、マージェントヘイラー・ホールとレムセン・ホールがあります。マージェントヘイラー・ホール（35）は1941年に作られ、経済学、社会学、芸術史、政治学の各学科が入っています。また、文理学部の事務室と学部長のオフィスがあります。

　レムセン・ホール（36）は1924年に化学科のために建てられました。アイラ・レムセンはこの化学科の教授で、1878年に人工甘味料のサッカリンを発見したことで有名です。1901年から1913年まで、この大学の第2代学長をつとめました。レムセンの遺灰は、この建物のプレートの裏側におさめられています。学生の間には、「このプレートを化学の試験の前の夜に磨くと、よい点がとれる」という伝説があるそうです。大学の建物に遺灰がおさめられるのは珍しいことであり、このような都市伝説が生まれるのも不思議ではないでしょう。

地下深くに埋められた図書館とザ・ビーチ

　カイザー・クオドラングルの東側は、ミルトン・S・アイゼンハワー図書館（24）になっています（写真4.6）。

写真4.6　ミルトン・S・アイゼンハワー図書館
Milton S. Eisenhower Library

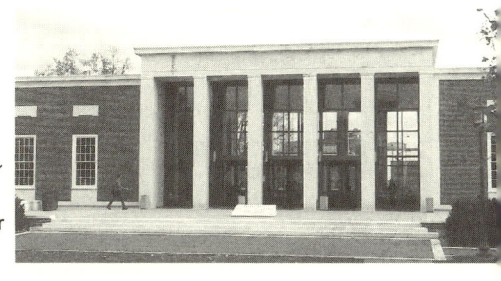

大学の図書館はもともと前述のギルマン・ホールにありましたが、本があふれてしまったので、1965年に新しい図書館が作られました。前述のアイゼンハワー学長の時代でしたので、その名前が使われました。建物は地上1階建ての低いものですが、図書館の本体は地下4階の建物に埋められているのです。文字どおり奥の深い図書館です。この建物の1階部分には自由に入ることができ、中にはカフェテリアや売店があります。ただし、図書の貸し出しのコーナーから地下に入るには入館カードが必要です。

図書館を通り抜けて東側に出ます。図書館から北チャールズ通りまでは、大きな広場になっています。この広場はザ・ビーチ（浜辺）と呼ばれています。芝生に覆われており、通りに向かってゆるい斜面をなしているので、学生が日向ぼっこをしたり、フリスビーをしています。中央に星条旗が立っています。まわりを円形の歩道が囲んでいます。

ザ・ビーチの北西部分に、ホームウッド・ハウス（**37**）が建っています。前述のように、現在は博物館になっています（p.126）。

また、ザ・ビーチの南東にあるマッティン・センター（**22**）は芸術の拠点であり、劇場、メディアセンター、アートスタジオ、ダンススタジオ、暗室、音楽練習場などが入っています。

フレッシュマン・クオドラングルと学生寮

ザ・ビーチの北には、フレッシュマン・クオドラングルという大きな広場があります。フレッシュマンとは大学1年生のことで、このまわりを1年生のための学生寮が取り囲んでいるので、そう呼ばれます。

学生寮は、卒業生記念レジデンス・ホール（ARM）（**48**、**50**）と呼ばれます。第一次世界大戦で亡くなった卒業生に捧げられた建物です。このキャンパスに移動したばかりの頃は、学生寮が足りませんでした。1919年に、卒業生のジョージ・ラドクリフが、第一次世界大戦で亡くなったクラスメートの名前を残そうと募金活動をはじめ、1923年に学生寮（ARM Ⅰ）が完成しました。のちに1954年には第二期棟（ARM Ⅱ）が作られました。学生たちがカード・キーで出入りするのが見えます。

ＡＲＭは全部で14の「家(ハウス)」からなります。それぞれの家には、30〜40名の学生が所属します。家の名前は、世界大戦で亡くなった卒業生の名前にちなんでつけられています。スポーツや競技やイベントは家ごとにおこなわれます。

ジョンズ・ホプキンズ大学では、1年生と2年生は必ず学生寮に住まなければなりません。3年生と4年生は、学生寮でもよいし、民間アパートなどに住んでもかまいません。ほとんどの学生は、キャンパスから3ブロック以内に住んでいるそうです。このように、学生寮は学生にとって大きな意味をもっています。

日本でも、戦前の旧制高校では全寮制の教育がおこなわれ、学生の人格形成に大きな影響を与えました。このような寮制度が欧米の大学には残っています。

キャンパスの北側：研究とスポーツの施設

フレッシュマン・クオドラングルの西側には、マッド・ホール（46）があります。これは生物学科の建物で、実験室やセミナー室や講義室があります。

フレッシュマン・クオドラングルの北側には、ブファノ庭園があります。ここには10体の動物のかわいい彫刻が展示されていますが、これは現代彫刻家ベニアミノ・ブファノの作品で、息子が大学に寄付したものです。

キャンパスの北側には、アスレチック・センターやグラウンドなど、大学のスポーツ施設が並んでいます。この大学はラクロスが強いことで有名で、ブルー・ジェイズというチームが活躍しています。

キャンパスの北西部には、ブルームバーグ物理学天文学センター（56）があります。キャンパスで最も大きい建物で、物理学科と天文学科が入っています。ここでは、遠紫外線分光探査機（FUSE）を用いて火星の大気を調べたり、宇宙の起源についての研究をしています。FUSEは、ジョンズ・ホプキンス大学が主導し、カナダやフランスが共同開発した観測衛星で、NASAが打ち上げます。その向かいには宇宙望遠鏡科学研究所があ

ります。この研究所は、ハッブル宇宙望遠鏡のデータを分析するために、NASAと天文学研究大学連合によって建てられました。

　近くに、カーネギー・インスティテューションがあります。2005年に作られた新しいビルです。カーネギー・インスティテューションの発生学研究所は、1913年にジョンズ・ホプキンズ大学医学校の解剖学科の付属施設として作られましたが、現在では細胞生物学、遺伝学、発生生物学などの研究をおこなっており、ジョンズ・ホプキンズ大学の生物学科と連携しています。

アメリカで最初の心理学実験室

　ここで、ジョンズ・ホプキンズ大学の心理学科についてみてみましょう。

　この学科は、アメリカではじめて心理学実験室が開かれたことで有名です。実験室を作ったのはスタンレー・ホールです。

　グランビル・スタンレー・ホール（1844〜1924年）は、ハーバード大学でウィリアム・ジェームズに心理学を学び、のちにドイツのライプチヒへ行き、ヴントの実験心理学を学びました。1882年にジョンズ・ホプキンズ大学から呼ばれ、1888年まで心理学教授をつとめました。この間、1883年に、アメリカで最初の心理学実験室を設立しました。この事実によって、ジョンズ・ホプキンズ大学はアメリカの心理学史に燦然と輝いています。

　1887年に、ホールは『アメリカ心理学雑誌』を創刊しました。この専門誌は現在でも続いています。

　1889年に、ホールはクラーク大学の学長として招かれ、1920年までつとめました。その間1892年には、アメリカ心理学会を創設し、初代会長をつとめました。

　ホールが育てた弟子には、ゲゼル、ターマン、マッキーン・キャッテル、デューイ、ジャストロウ、サンフォードといったそうそうたる心理学者、哲学者が含まれています。このうち、後の4名は、アメリカ心理学会の会長をつとめました。

発達心理学の開祖ホール

ホールは、質問紙法を組織的に用いた発達心理学の研究をはじめたことでも知られています。児童期、青年期、老年期、宗教について大規模な研究をおこない、それぞれの時期に分けて、影響力のある著作を残しました。このため、ホールは各領域において、「児童心理学の父」「青年心理学の父」「老年心理学の開拓者」などと呼ばれています。今では発達心理学は領域に細分化されているので、各領域ごとの開祖とされていますが、もともとは人間の発達を全体的にとらえていたので、発達心理学の開祖というべきでしょう。ホールは進化論の影響を受け、「個体発生は系統発生をくりかえす」という生物学の反復説にもとづいて「個人の心理的発達は人類のたどった歴史に対応する発達段階をくりかえす」という心理的反復説を考えました。

ホールは、学会を組織したり、専門誌を作ったり、つねに活動的でした。多くの点でウィリアム・ジェームズ（p.33）と対比的でした。ホールは「田舎に育ち、経済的に恵まれず、苦学力行し、身体は頑丈で大きく、つねに健康で、活動的であり、哲学から出発して心理学に終り、研究室や雑誌誌や学会の組織に長じ、大学の行政に携わり、深さよりも広さにまさり、多くの門下生を持った。ジェームズは全くその反対である」（今田恵『心理学史』岩波書店）。ジェームズが心理学から出発して哲学に終わったのに対して、ホールが哲学から出発して心理学に終わったというのは興味深いことです。その後のアメリカの心理学の動向を暗示しています。

当時の心理学は、内観を用いて意識を分析する哲学的心理学が主流でしたが、ホールはこうした動きに対して批判的であり、実験や調査を用いた実証的方法を重視し、進化論的・生物学的な考え方を取り入れました。また、意識に対して無意識を重視する精神分析学にも理解を示し、1909年のクラーク大学創立20周年に際しては、フロイトやユングをヨーロッパから招きました。このことがアメリカに精神分析学が普及するきっかけとなったことは有名です。

日本の実験心理学のモデルとなった大学

ジョンズ・ホプキンズ大学は、日本の実験心理学のモデルとなった大学です。日本ではじめて実験心理学の教授となったのは元良勇次郎です。元良勇次郎（1858～1912年）は若くしてアメリカに渡り、ジョンズ・ホプキンズ大学のスタンレー・ホールのもとで実験心理学を学びました。1887年には、ホールと連名で、創刊間もない『アメリカ心理学雑誌』に、触感覚に関する論文を発表しました。これは日本人によるはじめての心理学の実証研究でした。1888年にはジョンズ・ホプキンズ大学で博士号を取得しました。

元良は、ジョンズ・ホプキンズ大学で学んだ実験心理学を日本に持ち帰りました。1888年、東京帝国大学ではじめて精神物理学を講義し、1990年には帝国大学初代心理学教授となりましたが、教授在任中の1912年にカリエスのため亡くなりました。後を継いだのが松本亦太郎でした。松本はヴントの心理学実験室をモデルとして、1903年に日本で最初の心理学実験場を東京帝国大学に設置しました。

行動主義者ワトソンの数奇な人生

ジョンズ・ホプキンズ大学で最も有名な教員といえば、行動主義の提唱者であるワトソンでしょう。

ジョン・ワトソン（1878～1958年）はシカゴ大学で博士号をとり、30歳でジョンズ・ホプキンズ大学の実験心理学の教授となり、37歳でアメリカ心理学会の会長となりました。

ワトソンは、行動主義を科学的心理学の方法論とすべきことを主張しました。彼の恐怖条件づけの実験は有名です。生後11カ月のアルバート坊やに対して、実験的に白ネズミ恐怖を引きおこしたという事例報告です。これは、古典的条件づけによって恐怖という感情が学習されることを示し、行動療法の基礎ともなっています。私も心理学の教科書を書いたときにはこの実験を紹介しました。

鈴木光太郎氏は、名著『オオカミ少女はいなかった：心理学の神話をめぐる冒険』（新曜社）において、心理学の伝説について広く文献を調べ、

その真偽を追跡していますが、その本の中で、ワトソンのこの実験についても取り上げています。それによると、ワトソンは、この実験をおこなったロザリー・レイナーという女子学生と不倫関係となり、妻と離婚するというスキャンダルをおこしました。そして、大学から辞職勧告を受けて、42歳で大学をやめました。その後、広告代理店につとめ、最後には副社長となりました。

ワトソンは、大学をやめた翌年にロザリー・レイナーと再婚し、1928年にはふたりで『心理学的子育て法』という育児書を出版しました。この育児書はベストセラーとなり、1940年代にスポック博士の育児書が出るまで、ずっと売れ続けました。

しかし、ワトソンが58歳のとき、妻のロザリーは36歳の若さで病死してしまいました。それ以後、悲しみの中で仕事を続け、晩年は広大な農場で農作業をして過ごしたということです。

ワトソンに影響を受けた学生がラシュレイでした。カール・ラシュレイ（1890〜1958年）は、ジョンズ・ホプキンズ大学の動物学科に入学し学位をとり、この間、ワトソンに師事しました。ワトソンが動物の観察をおこなうためにフィールドワークをした際には、ラシュレイも同行したそうです。その後、ヤーキーズ霊長類研究所をへてハーバード大学の教授となりました。ラシュレーの研究は、学習や記憶と脳の関係を調べたもので、大脳の局在論を否定する実験をして有名になりましたが、今ではその考え方は否定されています。

心理学・脳科学科と心／脳研究所

現在、心理学科は、心理学・脳科学科と改称されています。ザンヴィル・クリーガー文理学部に所属する学科です。心理学・脳学科は、前述のようにエイムズ・ホール（26）にあります。臨床心理学はなく、基礎的研究が主です。

クリーガー 心（マインド）／脳（ブレイン）研究所は、心と脳の科学的研究のために、1994年に作られました。前述のように、クリーガー・ホール（25）にあります。文理学部と医学校の共同研究を進めています。

フィッツジェラルドと妻ゼルダのどろどろした関係

ザ・ビーチの東に大学の東門があります。門を抜けると北チャールズ通りです。北チャールズ通りの向かい側に、大きな大学バプチスト教会が建っています（**写真4.7**）。

向かい側に大学のビルも建っています。ウォルマン・ホールやマッコイ・ホールで、学生寮として使われています。

このウォルマン・ホールの建物は、以前は民間のアパートで、1930年代に作家のフィッツジェラルドと妻のゼルダが住んでいたことで有名です。

スコット・フィッツジェラルド（1896～1940年）は、アメリカの「失われた世代」を代表する小説家です。1920年にゼルダと結婚し、1925年に『グレート・ギャツビイ』を発表してニューヨークで作家の仲間入りを果たしました（この小説は1974年にロバート・レッドフォード主演で映画化されました）。ふたりの関係はうまくいかず、妻のゼルダは統合失調症を発病しました。1932年に、ジョンズ・ホプキンズ病院のフィップス精神科クリニック（p.150）や、シェパード・エノック・プラット病院

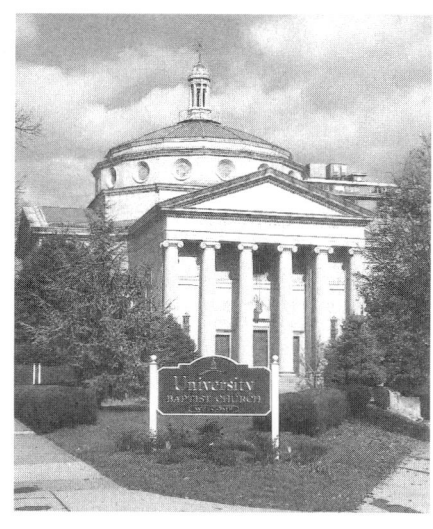

写真4.7 大学バプチスト教会
University Baptist Church
所 34th and Charles Streets, Baltimore, MD 21218
http://www.ubcbaltimore.org

(p.163)に入院しました。

　ゼルダは入院中に自伝的な小説を書いて、1932年に発表しました。この小説はフィッツジェラルドとの結婚生活が素材となっていたために、彼は怒り、彼女を「三流の作家」と酷評し、その部分を削除するように迫りました。こうした夫婦のごたごたも、ゼルダを追いつめたと思われます。しかも、フィッツジェラルド自身も、ゼルダとの結婚生活を素材とした小説を書いていたのです。

　この時期、フィッツジェラルドは、ボルチモアのこのアパートに住み、『夜はやさし』という小説を書いていました（発表は1934年）。この物語の主人公は精神科医ディック・ダイバーで、患者のニコルと恋に落ちて結婚します。その結婚生活を描いたのがこの作品です。当然ゼルダとの結婚生活が素材となっていました。つまり、彼もゼルダと同じことをしていたわけです。

　この作品は、評論家の評価は高かったものの、さっぱり売れず、フィッツジェラルドは酒浸りの生活となります。入院中のゼルダからは、激しい感情の支離滅裂な手紙が彼に送られていました。つまりどろどろの関係です。その後、彼はゼルダを残してハリウッドに移り、映画の仕事をするようになりました。別の愛人と暮らすようになり、1940年に44歳で病死しました。

　残されたゼルダは、ノースカロライナ州アッシュヴィルにあるハイランド精神病院に入院していました。1948年にこの病院で火災が起こり、9名の女性患者が亡くなりましたが、その中にゼルダも含まれていました。48歳の若さでした。フィッツジェラルドとゼルダは、メリーランド州ロックヴィルの墓地に埋葬されました。

　ゼルダの悲劇的な人生は印象的です。作家の村上春樹も『ザ・スコット・フィッツジェラルド・ブック』（中公文庫）の中で、ゼルダについて1章を設けています。

　この本の第1部「スコット・フィッツジェラルドと五つの町」で、村上はフィッツジェラルドにまつわる5つの場所（ニューヨーク、ハリウッド、ロックヴィル、モントゴメリイ、セント・ポール）を訪れて文章を書いて

います。しかし、大事なボルチモアを訪れていないのは残念です。

ワイマン・パーク病院

キャンパスの南側にはワイマン・パーク・ドライブという通りがあり、それをはさんでワイマン・パーク病院があります（写真4.8）。

1934年にボルチモア海員病院（マリン・ホスピタル）として建てられました。船員の病気やケガの治療をおこなう290床の病院で、海員病院としてはアメリカで2番目に大きいものでした。のちにアメリカ公衆衛生サービスが受け継ぎ、船員だけでなくアメリカ軍の軍人や家族や退役軍人のための病院となりました。1980年代には、アメリカ公衆衛生サービスが病院を閉鎖したため、この病院は私立病院となり、軍人や退役軍人の診療を続けるとともに、地域の医療もおこなうようになりました。現在、「ジョンズ・ホプキンズ地域医療」という組織が作られ、メリーランド州の各地で地域診療をおこなっており、このワイマン・パーク病院はその一部となっています。内科、老人科、産婦人科、家族医療の診療科が入っています。かなり大きな建物です。病院の表側には「ジョンズ・ホプキンズ地域医療（コミュニティ医師）」とか「ワイマン・パーク・メディカル・センター」という表示板があります。入口を入ると待合室があります。

この建物の上層階はジョンズ・ホプキンズ大学が使っており、政策研究所などが入っています。

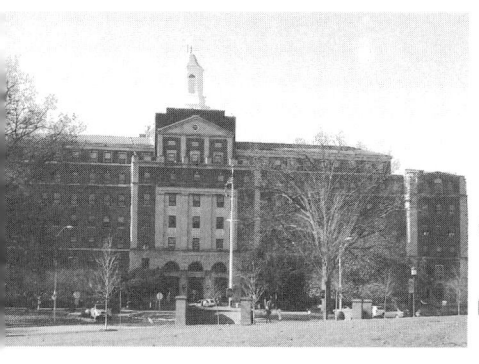

写真4.8 ワイマン・パーク病院
Wyman Park Medical Center
所 3100 Wyman Park Drive, Baltimore, MD 21211

女医の姉妹が集めたマチス：ボルチモア美術館

キャンパスの南西にはボルチモア美術館があります。クラリベル・コーンとエッタ・コーンの姉妹が集めた美術品コーン・コレクションを中心にした美術館です（入場無料）。

姉のクラリベルは、医師として活躍しました。姉妹の父はドイツからの移民でしたが、商売が成功して富を築きました。その遺産を姉妹は美術品の収集に使いました。とくに、若き日のマチスを発掘し、援助を惜しみませんでした。感謝したマチスは、作品を売るときは真っ先に姉妹に見せたということです。こうして世界最大というマチスのコレクションができました。

美術館は、正面にコリント式の列柱がついた壮麗な建物です（写真4.9）。両側にライオン像が立っています。

中はいくつかの部屋に分かれており、とくにコーン・コレクションの部屋が中心です。コーン姉妹のボルチモアのアパートの一部が再現された部屋もあります。それ以外にも、ピカソやゴーギャンなどの、世界の美術品が展示されています。トイレも利用できます。

私が行ったときは、マチスの版画展と、特別展「ポーのボルチモア・イコン」を開いていました。後者は、ポーの本のさし絵のコレクションで、なかなか面白いものでした。

隣りにある彫刻庭園には、ムーアやノグチなどの作品が展示されています。

写真4.9 ボルチモア美術館
The Baltimore Museum of Art
所 10 Art Museum Drive, Baltimore, MD 21218-3898
http://www.artbma.org

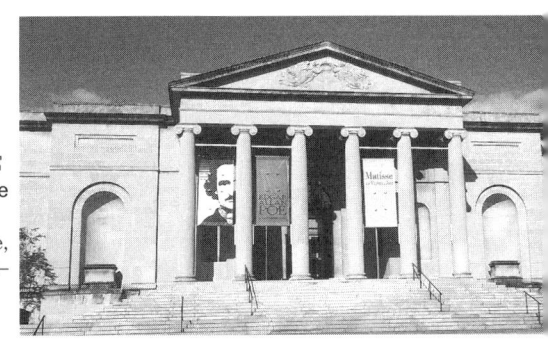

ジョンズ・ホプキンズ大学　東ボルチモア・キャンパス

地下鉄の終点がジョンズ・ホプキンズ医療センター駅です。ここにジョンズ・ホプキンズ大学の東ボルチモア・キャンパスがあります。中心となるのは、ジョンズ・ホプキンズ病院と医学校です。

この病院は数々の人材を輩出し、多くのノーベル生理学・医学賞受賞者も輩出しています。輝かしい伝統をもっており、ジョンズ・ホプキンズ大学を語らずしてアメリカの医学史は語れません。

前述のように、ホプキンズの遺産によって作られました。病院は1889年に完成し、医学校は1893年に創設されました。

ジョンズ・ホプキンズ病院の若き4名の医学者

医学校は、有能な若き医学者4名を教員に迎えました。病理学のウィリアム・ウェルチ、内科のウィリアム・オスラー、外科のウィリアム・ホールステッド、産婦人科のホワード・ケリーの4教授です。彼らは30歳代で教授として迎えられ、やがて世界的な名声を博しました。

ウィリアム・ウェルチは医学校長をつとめました。彼の名前は、今でもウェルチ医学図書館として残っています。

外科のホールステッドは、乳癌手術の術式にその名を残しています。ホールステッドは、コカイン局所麻酔を自分に試して中毒になったことで有名です。

ホールステッドのもとで働いた外科医のクッシング（脳腫瘍の手術の研究で有名で、のちのエール大学教授）は、オスラーの死後に彼の伝記『ウィリアム・オスラー卿の生涯』を書いて、1926年にピュリッツァー賞を受賞しました。

オスラーによる医学教育の変革

ウィリアム・オスラー（1849～1919年）は、35歳でペンシルバニア大学医学校の教授になり、創立間もないジョンズ・ホプキンズ大学の内科教授として着任しました。オスラーは、医学校長ウェルチと組んで医学教育の改革をおこないました。

当時のアメリカの医学校は、入学は簡単でした。中には入学要件として高校卒業を求めないところもありました。医学教育は2年間でした。これでは満足な教育ができないと考えたオスラーは、レベルを上げるために、医学校の入学要件を大学卒業としました。つまり、医学校を大学院教育としたわけです。また、医学教育を4年間とし、前半2年を基礎医学、後半2年を病院医学としました。また、病院におけるインターン制度やレジデンシー制度を作り、臨床教育をおこないました。当時としては前例のない徹底したものでした。こうした制度が、後述の「フレクスナー報告書」によってアメリカ中に広がり、現在の医学教育へとつながっているのです。ジョンズ・ホプキンズ大学がいかに未来を先取りしていたかがわかります。また、オスラーは、「図書館は大学の心臓である」と考え、医学図書館と病院との連携を強化しました。

アメリカの医学教育を変えたフレクスナー報告書

　ジョンズ・ホプキンズ大学を卒業したフレクスナーは、アメリカの医学教育を大きく変えることになりました。

　エイブラハム・フレクスナー（1866～1959年）は、ジョンズ・ホプキンズ大学を卒業した教育学者で、医学者ではありません。彼の兄は、ロックフェラー医学研究所長で野口英世と親交のあった有名なサイモン・フレクスナーです。

　エイブラハム・フレクスナーは高等教育論の専門家で、アメリカ医師会から頼まれてアメリカとカナダのすべての医学校を訪問して、その教育について聞き取り調査をしました。そして1910年に、「フレクスナー報告書」を公表しました。

　当時のアメリカには150以上の医学校がありましたが、玉石混淆でした。高校を卒業しなくても入れる医学校もありました。なかには研究室も病院もないところもありました。「フレクスナー報告書」は、医学校の入学要件を大学卒業とし（つまり医学校は大学院教育とすること）、医学教育を4年間とし、病院と提携して臨床教育をおこなうことを勧めました。このモデルとなるのがジョンズ・ホプキンズ大学とハーバード大学の医学

教育であるとしました。

この報告書の内容は、今のアメリカの医学校では当たり前のことですが、当時としては厳しい基準であり、大きな影響を与えました。当時の医学校の半分はこの基準を満たせず、こうした医学校のほとんどは、つぶれるか吸収されるかしました。この報告書は、医学教育を根本から変えてしまったのです。

日本の医学部はなぜ大学院でないのか

アメリカの医学教育が大学院レベルでおこなわれるようになったのは、この報告書の影響でした。日本ではなぜ医学教育が大学院でおこなわれないのでしょうか。

日本では、戦前の旧制大学の医学部は4年制教育でした。敗戦により、アメリカの占領軍は、日本の医学部をアメリカのような大学院レベルにするように指令しました。しかし、医学部側が学部にこだわったために、新制大学の医学部は旧制大学とアメリカ式大学院の折衷となりました。つまり、入学要件は高校卒業ですが、医学教育の内容は、基礎医学2年と臨床医学2年というアメリカ式を取り入れました。形式的には学部レベルですが、実質的には大学院レベルといってよいわけです。ほかの学部は4年制なのに医学部だけ6年制となったのは、大学院教育を実質的に含むためです。実質的にはアメリカの医学教育を取り入れたので、占領軍もこれを許可しました。

日米の違いは、アメリカは大学卒を入学要件とするのに対し、日本では高校卒である点、アメリカでは学部で4年間勉強するのに対し、日本では一般教育を2年間だけ勉強するという点です。その背景として、アメリカの高校は玉石混淆なので大学の一般教育に4年間は必要であるのに対し、日本の高校はしっかりした一般教育をしているので大学では2年間でも十分である点もあげられます。

こうした旧制大学から新制大学への移行については、『知の技法』（東京大学出版会）の丹野の文章をご参照ください。

ジョンズ・ホプキンズ病院のシンボルドーム

東 ボルチモア・キャンパスを歩いてみましょう。
キャンパスの中央には、ノース・ブロードウェイが南北に走っています。地下鉄のジョンズ・ホプキンズ医療センター駅はこの通りにあります。この通りによって、キャンパスは東と西に分かれます。

地下鉄駅の改札を出てエスカレーターに乗ると、病院の入口があります。この入口から入ると病院です。ただし、「この入口は休日には閉まっている」と書いてあります。入口に入らずに、エスカレーターでそのまま上がって外へ出ます。

ノース・ブロードウェイの東側に、ジョンズ・ホプキンズ病院の本館が見えます。赤レンガの古典風の立派な建物です（ 写真4.10 ）。この本館のドームはキャンパスのランドマークともなっており、またこの大学のシンボルマーク（ 写真4.10 ）にも使われています。

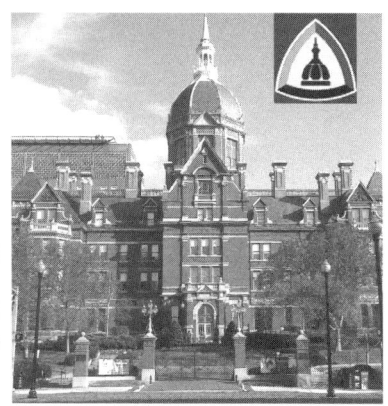

写真4.10　ジョンズ・ホプキンズ病院の本館と医学部のマーク
The Johns Hopkins Hospital
所　600 N. Wolfe Street, Baltimore, Maryland 21287
http://www.hopkinsmedicine.org

ジョンズ・ホプキンズ病院の中に入る

ド ームのある本館の入口から入ってみましょう。ドアを開けると、巨大な白いキリスト像がこちらを見下ろしています（ 写真4.11 ）。老人がこの像の足を触っていました。右足はつるつると光っていました。足を触るとご利益があるのでしょう。この像のレプリカが病院のギフト

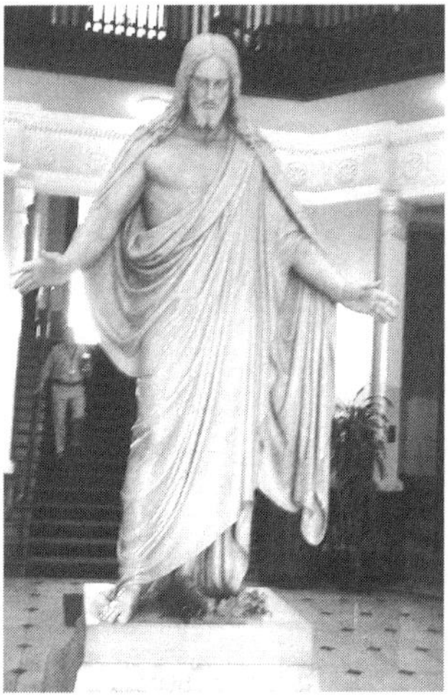

写真4.11 病院の入口で見下ろす巨大な像。右足はつるつると光っています

ショップで売られています（240ドル）。

　像の後ろに階段があります。その横を通ると病院の廊下があって、人がたくさん歩いています。ここが本館の内部です。1000床の大病院で、一時期、経営が悪化しましたが、合理化を図って立ち直りました。カフェテリアやトイレが利用できます。子どもセンターやウィルマー眼科研究所があります。

　この建物の東側には、精神科や神経科のあるアドルフ・マイヤー・ビル（p.150）につながっています。また東側には本館の正面玄関があり、そこを出るとロータリーになっていて、その南側はフィップス・ビルという旧精神科の建物です（p.150）。ロータリーの東側にウルフ通りが南北に走っています。

　ウルフ通りには、ジョンズ・ホプキンズ大学のほかの学部が並んでいます。すぐ向かいは看護学校です（**写真4.12**）。1889年に作られた学部で、アメリカでも最も長い歴史をもつ看護学校のひとつです。

　そのすぐ北に公衆衛生学校があります（**写真4.13**）。1916年にアメリカではじめてできた公衆衛生学校です。こことハーバード大学の公衆衛生学校が「アメリカ初」の称号をお互いに主張していることは前述のとおり

4　ボルチモア　149

写真4.12　ジョンズ・ホプキンス大学看護学校
Johns Hopkins University School of Nursing
所　525 N. Wolfe Street, Baltimore, MD 21205
http://www.son.jhmi.edu

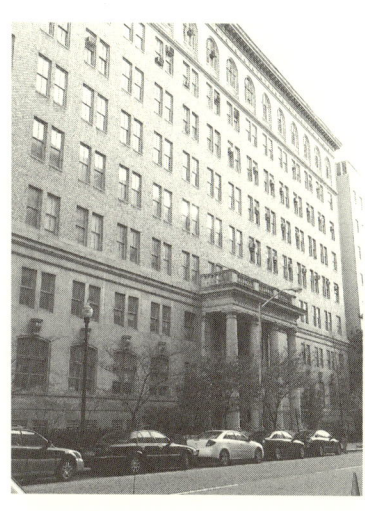

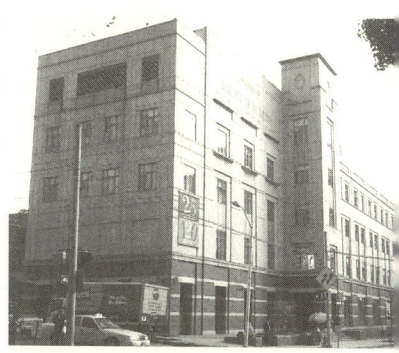

写真4.13　ジョンズ・ホプキンス大学公衆衛生学校
Johns Hopkins Bloomberg School of Public Health
所　615 N. Wolfe Street, Baltimore, MD 21205
http://www.jhsph.edu/

です（p.63）。

　再びノース・ブロードウェイに戻り、本館の北に行くと、ケネディ・クリーガー研究所（写真4.14）があります。この研究所は、1937年創立で、発達障害や神経疾患をもつ小児期・思春期の患者を対象として、治療・教育をおこないます。

　その北が、ブロードウェイ研究ビルです（写真4.15）。新しい巨大なビルです。

　ノース・ブロードウェイの西側には、外来患者センターがあります。この建物と本館は地下の通路でつながっています。そこから地下鉄の改札口にも出られます。外来患者センターの地下道を歩くと、薬局や緊急検査受付が並んでいます。売店やカフェテリアやトイレも利用できます。廊下に

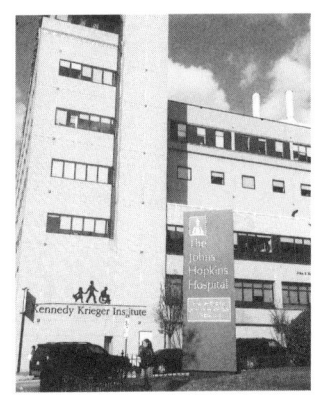

写真4.14　ケネディ・クリーガー研究所
Kennedy Kriger Institute
所　707 North Broadwy, Baltimore, MD 21205
http://www.kennedykrieger.org

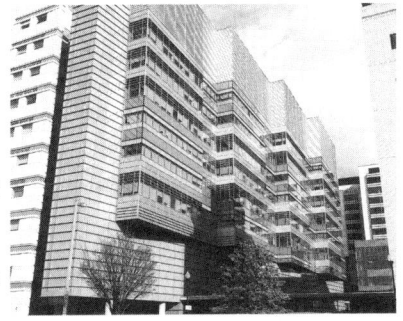

写真4.15　ジョンズ・ホプキンズ大学　ブロードウェイ研究ビル
Broadway Research Building

は待合い用に立派なソファが並んでいます。金がかかった調度からすると、お金持ちの病院のようです。

ジョンズ・ホプキンズ大学精神科とマイヤー

ジョンズ・ホプキンズ大学の精神科は以前はフィップス・ビルにありましたが、1982年からアドルフ・マイヤー・ビルに移りました。精神科、神経科、神経外科が同じビルに入っています。

フィップス・ビルは、前述のように本館の正面玄関の南側にあります。赤いレンガの建物で、正面に「ザ・ヘンリー・フィップス精神科クリニック 1912」と彫られています。このビルは歴史的な建物であり、今では大学教育用に使われています。ヘンリー・フィップスは、大金を寄付した富豪の名前です。当時の学部長のウェルチがフィップスに寄付を依頼しました。1913年にヘンリー・フィップス・クリニックが開設されました。まさにこの年に、アドルフ・マイヤーがニューヨークからジョンズ・ホプキンズ大学精神科の教授として呼ばれました。こうして、フィップスとマイ

ヤーの名前とともに、以後、ジョンズ・ホプキンズの精神科は輝かしい伝統を作ってきました。

アドルフ・マイヤー（1866～1950年）は、前述のように、ニューヨーク州精神医学研究所の所長として、力動精神医学を確立しました（p.11）。1913年にジョンズ・ホプキンズ大学に移り、引退するまでここで仕事をしました。この大学で、マイヤーは精神衛生運動に力を入れました。子どもの心理的発達を重視し、人間関係を調節して、精神障害の発生を予防する、という運動です。

マイアーの影響を受けた精神医学者はたくさんいます。例えば、クララ・トンプソンはジョンズ・ホプキンズ大学でマイアーのもとで医学を学び、精神分析家となりました。その後、ニューヨークでホワイト精神分析研究所（p.15）の中心として活躍しました。

カナー：児童精神医学の発祥の地

もうひとり、ジョンズ・ホプキンズ大学で有名なのは、カナーです。レオ・カナー（1894～1981年）はオーストリア生まれで、ベルリン大学で医学を学び、1924年にアメリカに移住しました。アドルフ・マイヤーに認められて、1930年にジョンズ・ホプキンズ大学に移り、児童精神医学科を発展させました。児童精神医学はこの学科からはじまったとされています。

カナーは、世界で最初の児童精神科医とされています。1935年には、その臨床研究を集大成して、世界ではじめて『児童精神医学』という教科書を書きました。また、1943年の論文で「自閉障害」という用語を用いました。この論文から子どもの自閉症の研究と治療がはじまりました。

悲運の精神医学者　石田昇

1918年、ジョンズ・ホプキンズ大学に留学していた日本の精神科教授がアメリカ人医師を射殺するという事件がおこりました。これについて、秋元波留夫の「悲運の精神医学者　石田昇」（臨床精神医学、13; 455-470、1984）をもとに紹介しましょう。

石田昇（1875〜1940年）は31歳の若さで長崎医学専門学校の精神病学科の初代教授となった人で、開放病棟の治療をはじめるなど、日本の精神医療のパイオニアでした。41歳の石田は、文部省の命でジョンズ・ホプキンス大学精神科のアドルフ・マイヤーのもとに留学しました。しかし留学後、妄想や幻聴に苦しむようになりました。翌年、シェパード・エノック・プラット病院（p.163）で研修しているとき、看護婦長が自分に恋をしていると思いこみ、アメリカ人医師ウォルフがこの恋愛を邪魔していると曲解して、ウォルフをピストルで射殺してしまったのでした。

　裁判の一審と二審では死刑判決を受けましたが、マイヤーの精神鑑定により、終身刑に減刑されました。メリーランド州立刑務所で5年間服役しましたが、50歳で精神症状が悪化したため、日本に送還されました（精神状態が回復したら、再びアメリカで服役を続けることが条件でした）。帰国後は松沢病院に入院し、結局回復することなく、65歳で肺結核により院内で亡くなりました。

　松沢病院で石田の主治医をつとめたのが、秋元（のちの東京大学精神科教授）でした。秋元は、学生時代に石田の著書を読んで精神医学を志したという因縁があります。ちなみに、石田の留学中に長崎医専の代理教授をつとめ、事件後に第2代教授となったのが、精神科医で歌人の斎藤茂吉でした。

　石田の事件は、メンタルヘルスの専門家でも留学中には自分の精神病を防げなかったことを意味してします。こういう話を聞くと、留学というものが少し怖くなってしまいます。留学をする場合は、それなりのメンタルヘルス対策も必要のようです。例えば、人間関係で孤立しないようにするとか、日本人とのつながりを保つとか、ストレスを溜めないことなどが大切だと思われます。

ジョンズ・ホプキンス大学　ボルチモア都心（ダウンタウン）キャンパス

　ジョンズ・ホプキンス大学のボルチモア都心キャンパスは、ピーボディ音楽学校を中心とする芸術学部とビジネススクールからなっています。ライトレールのセンター・ストリート駅で降りると、ピーボディ

写真4.16 ジョンズ・ホプキンズ大学
ピーボディ研究所
Peabody Institute of The
Johns Hopkins University
所 1 East Mount Vernon Place,
Baltimore, MD 21202
http://www.peabody.jhu.edu

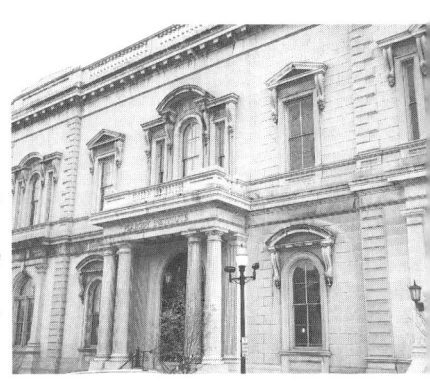

音楽学校(コンサバトリ)を中心とする芸術学部があります。

　ピーボディ音楽学校は1857年創立で、アメリカで最初に作られた音楽学校です。1977年に、ジョンズ・ホプキンズ大学はピーボディ音楽学校を吸収して芸術学部を作りました。今はピーボディ研究所として、ジョンズ・ホプキンズ大学の一部になっています。正面にドーリア式円柱をもつ立派な建物です（**写真4.16**）。このへんを歩いていると、ピアノの音が聞こえてきます。ピーボディ図書館、ピーボディ高校(プレパラトリー)などもあります。

　ちなみに、ジョンズ・ホプキンズ大学のボルチモア都心キャンパスには、もうひとつ、経営学大学院（カレイ・ビジネススクール）があります。地下鉄のチャールズ・センター駅の近く、チャールズ通りとフェィエット通りの角にビルがあります。

ヨーロッパの街並みが残る歴史地区

　さて、ピーボディ音楽学校のまわりは「マウント・バーノン地区」と呼ばれ、国の史跡の指定を受けています。古いヨーロッパのような街並みが続いていて、アメリカにいるという気がしません。散策するのにちょうどよい場所です。

　モニュメント通りを東へ行くと、メリーランド歴史協会があります。ボルチモアの昔の生活様式について展示している博物館です。

　モニュメント通りとチャールズ通りの交差点は広場になっていて、中央

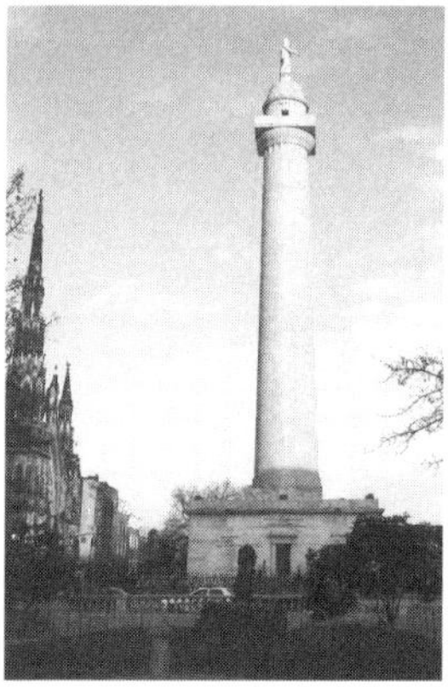

写真4.17　ワシントン・モニュメントと教会群

に高い塔が建っています。ワシントン・モニュメントと呼ばれ、建国の父ワシントンを称えて作られ、高さ54メートルの石塔です（写真4.17）。塔の中に入ると228段の階段があり、上までのぼれます。

　そのまわりに、ゴシック様式の古い巨大な教会がたくさんあります。どれも鋭い尖塔をもっています。

　ウォルターズ美術館もすぐ近くにあります。市営の美術館ですが、それにしては多くの美術品が展示されています。鉄道事業で財産を築いたヘンリー・ウォルターという富豪が、両親が収集した美術品を一般公開するために、すべて市に寄付したものです。

メリーランド総合病院

　ライトレールが走るハワード通りへ戻り、少し北へ行くと、アンティーク通りがあります。リード通りからマディソン通りまでの間に、30軒ほどのアンティーク・ショップが店を出しています。それで、「アンティーク通り」と呼ばれるのです。骨董品や舞踏会の仮面などが出ていました。

　そのすぐ北には、メリーランド総合病院の高いビルがあります（写真4.18）。1881年創立で、後述のメリーランド大学医学校と連携しています。

4 ボルチモア 155

写真4.18 メリーランド総合病院
Maryland General Hospital
所 827 Linden Avenue, Baltimore, MD 21201
http://www.marylandgeneral.org/

ペンシルバニア駅とボルチモア大学

ペンシルバニア駅は、「田舎の大きな駅」という雰囲気です。駅舎は古くて巨大ですが、そのわりにあまり人がいません。駅前に巨大な人体像のオブジェが立っています（ **写真4.19** ）。

駅舎では、売店、待合室、トイレなどが利用できます。懐かしかったのは、靴磨きの台（戦後の日本でよく見られた靴磨き台）があったことです。

ライトレールに乗る場合は、ペンシルバニア駅で一日券を買っておくと便利です。

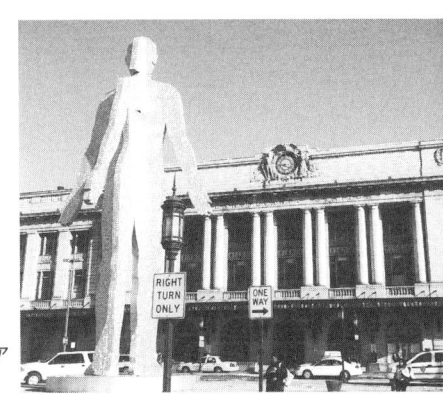

写真4.19 ボルチモアのペンシルバニア駅と巨大な人体のオブジェ

なお、ライトレールで南側からペンシルバニア駅に行くときは注意が必要です。 地図8 （p.123）に示したように、ライトレールはボルチモア大学駅で2方向に分かれるので、ペンシルバニア駅行きであることを確かめる必要があります。私は、ペンシルバニア駅へ戻るときに別の支線に入ってしまい、あやうく帰りのアムトラックに乗り遅れるところでした。夜に、屋根もない小さな駅で、なかなか来ない電車を待つのも心細いものです。

ペンシルバニア駅のすぐ南側には、ボルチモア大学があります。後述のように、メリーランド大学システムの一部です。

11校からなるメリーランド大学システム

ライトレールの大学センター駅で降りると、メリーランド大学ボルチモア校（UMB）があります。1807年に創立された医学校を中心に作られました。

UMBは、メリーランド大学システムの一部です。1988年に、メリーランド州にある大学11校（ 表4.1 ）が連合体を作りました。これが「メリーランド大学システム」です。システム全体では、学生10万人、大学

表4.1　メリーランド大学システムを構成する11の大学

①メリーランド大学カレッジ・パーク校
②メリーランド大学ボルチモア校（UMB）
③メリーランド大学ボルチモア郡校
④メリーランド大学イースタン・ショア校
⑤メリーランド大学ユニバーシティ・カレッジ校
⑥ボルチモア大学
⑦トーソン大学
⑧ボウィー州立大学
⑨コッピン州立大学
⑩フロストバーグ州立大学
⑪サリスベリー大学

院生3万人、教員8700人の大組織です。

表4.1 の中で、①カレッジ・パーク校については、「**5 ワシントン D.C.**」の章（p.184）で紹介します。本章では、②メリーランド大学ボルチモア校（UMB）、⑥ボルチモア大学、⑦トーソン大学に触れます。

システムの中で最も伝統があり最も大きいのは、カレッジ・パーク校です。カレッジ・パーク校を単にメリーランド大学と呼ぶことがあります。しかし、カレッジ・パーク校が本校で、他の大学が分校であるというわけではありません。各大学は独立しており、ゆるい連合をなしているだけです。

メリーランド大学ボルチモア校のキャンパス

UMBは、大学とはいっても、医学校、歯科学校、看護学校、薬学校、公衆衛生学校、ソーシャル・ワーク学校、法学校という7つの専門職大学院と、1つの研究大学院の集合体です。UMBは、塀に囲まれたキャンパスというものをもたず、街の中に大学の建物が並んでいます。南北に走るグリーン通り、東西に入るボルチモア通りとロンバード通りのまわりに建物がまとまっています。以下ではおもな建物をめぐってみましょう。

グリーン通りとボルチモア通りとの角に、大学スクエア公園（ユニバーシティ・スクエア・パーク）があります。この公園の中には、大学プラザという広場があります。

メリーランド大学医学校と大学病院

大学スクエア公園の西向かいがメリーランド大学医療センターです。年間3万人の患者が入院する650床の大病院で、建物も巨大で複雑です。センターの正面玄関はグリーン通りにあります（写真4.20）。このセンターを囲むように、大学のビル群が並んでいるのです。

メリーランド大学医療センターは、医学校の大学病院です。

メリーランド大学医学校は、1807年に創立され、アメリカで5番目に古い医学校です。1913年にボルチモア医学カレッジと統合され、1915年には内科外科カレッジと統合されました。1920年に、メリーランド州立大学システムの一部となりました。

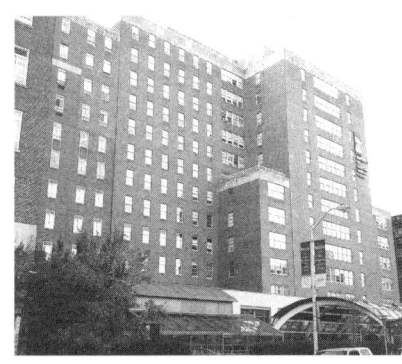

写真4.20 メリーランド大学医療センターの正面玄関
University of Maryland School of Medicine
所 655 W. Baltimore Street, Baltimore MD 21201
http://www.umaryland.edu

写真4.21 退役軍人病院
Baltimore VA Medical Center
所 10 North Greene Street, Baltimore, MD 21201

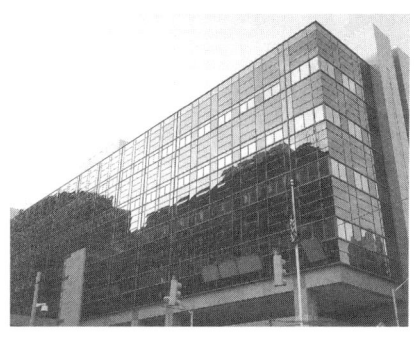

　また、ボルチモア通りをはさんで北側には、退役軍人病院（VA病院）があります。こちらは300床の病院で、黒い巨大な建物です（写真4.21）。退役軍人病院は大学の教育病院になっており、メリーランド大学医療センターと2階の渡り廊下でつながっています。
　復員軍人病院の精神科には「統合失調症の行動治療センター」があり、後述のベラックが責任者をつとめています。

メリーランド大学医学校の精神科

　メリーランド大学医学校の精神科は、この大学地区のいろいろな施設に分かれています。また、メリーランド州内のいろいろな施設にも分かれています。ボルチモア市の西の郊外のケイトンズビルのスプリング・グローブ病院には、メリーランド大学の精神医学研究センター

（MPRC）があります。ここは、メリーランド大学医学校精神科と州保健局が共同で運営する施設で、統合失調症の原因究明と治療を専門におこなっています。年予算は1000万ドル（約10億円）です。MPRCは2005年から、専門誌『統合失調症年報』を発行しています。これまでは国立精神衛生研究所（NIMH）が発行していた専門誌ですが、これを引き継ぎました。

ベラックと臨床心理学科

メリーランド大学医学校の精神科に心理学者アラン・ベラックがいます。ペンシルバニア州立大学で心理学博士号をとり、この大学の精神科で教授となり、臨床心理学グループの責任者や、また復員軍人病院の中にある「統合失調症の行動治療センター」の責任者をつとめています。ベラックは、統合失調症の行動療法や社会技能訓練（SST）の研究で有名です。邦訳された著書に『わかりやすいSSTステップガイド－統合失調症をもつ人の援助に生かす（上・下）』（熊谷直樹・岩田和彦・天笠崇訳、星和書店）があります。最近は、統合失調症の認知リハビリテーション療法の研究をおこない、テレビゲームを取り入れたリハビリテーションを開発しています。

ポーの墓を管理する法学校

大学スクエア公園の北側には、UMBの法学校（法科大学院）があります。1816年にメリーランド大学に法学研究所が作られたのがはじまりで、1824年に正式の法学校として設立されました。アメリカで3番目に古い法学校です。建物は、ネイサン・パッツ法センターというビルで、法学図書館も入っています。

法学校の北側には、ウェストミンスター墓地があります。この墓地は、大学の敷地であり、どういうわけか法学校が管理しています。敷地内のウェストミンスター・ホールは宗教用の建物ではなく、大学のイベントに使われています。結婚式や会議のためにも貸し出されます。

この墓地は、作家エドガー・アラン・ポーの墓があることで有名です。

つまり、敷地内に有名人が埋葬されている世界でも珍しい法学校ということになります。この墓地には、「ポーの家」という看板があります。数ブロック先にポーが住んだ家がありますが、旅行ガイドブックによると、東側のこの先はあまり環境がよくないので、歩いていかないほうが無難です。

グリーン通りをさらに北へ行くと、レキシントン・マーケットがあります。農作物や魚介類などの市場です。地下鉄レキシントン・マーケット駅もすぐそばです。しかし、前述のように、レキシントン・マーケット駅のあたりは日本人が安心して歩ける雰囲気ではないようです。

世界で最初の歯科学校

大学スクエア公園に戻ります。ボルチモア通りを西へ歩いてみましょう。メリーランド大学医療センターと退役軍人病院の渡り廊下をくぐると、すぐに北側に高層ビルが見えます。2006年にできた新しいビルです。これが歯学校です。

UMBの歯学校は、世界で最初の歯科学校です。1840年にボルチモア歯学外科学カレッジが作られました。これは、世界で最初の科学的な歯科学の大学でした。これがのちにこの歯学校に発展したのです。

歯学校の西側にあるビルは薬学校です。1841年に創立されたアメリカで4番目に古い薬学校です。

ボルチモア通りをはさんで歯学校の向かいにハワード・ビルがあります。この建物は医学校の教育用のビルです。疫学・予防医学科も入っています。この学科が中心となって、2006年に公衆衛生学校が作られました。修士の学位を出す大学院です。

ボルチモア通りの先には、UMBのバイオパークという建物群があります。生物学・医学の研究と産学協同のために2005年に作られた施設です。

国立歯科学博物館：ワシントンの入れ歯

再び大学スクエア公園に戻り、グリーン通りを南に歩いてみましょう。大学スクエア公園の南側には、UMBのソーシャル・ワーク学校があります。1961年に創立されたソーシャル・ワークの大学院です。

写真4.22 国立歯科学博物館（右側の円形の建物はダビッジ・ホール）
National Museum of Dentistry
所 31 South Greene Street, Baltimore, MD 21201
http://www.dentalmuseum.org

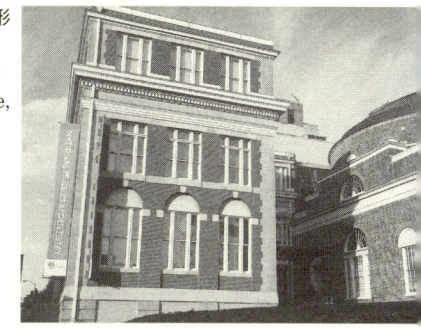

　少し南には、国立歯科学博物館があります（**写真4.22**）。正式には、サミュエル・D・ハリス博士国立歯科学博物館という名称です。世界最初の歯科学校がこの地に作られたことを記念して建てられた博物館です。歯学の博物館は世界的にも珍しいものです。

　展示室は1階と2階に分かれており、歯に関するあらゆるものが集められています。有名人の歯が並んでいたり、日本のお歯黒も紹介されています。1789年製の初代大統領ワシントンの入れ歯も展示されています。1階の売店では、歯の模様のネクタイなど、歯に関するグッズも売っています。

アメリカ最古の医学教育ビル

　博物館のすぐ南の建物は、ダビッジ・ホールという建物です。トスカーナ式の円柱をもつ古典的な美しい建物です（**写真4.23**）。1812年に作られたもので、医学教育に使われている建物としてはアメリカ最古のものです。メリーランド大学医学校の初代学部長のジョン・ダビッジの名前をとっています。1997年に国立歴史ランドマークに指定されました。現在は、大学の講義室、UMB学長室、医学校同窓会オフィスなどとして使われています。

　ダビッジ・ホールが面しているのはロンバード通りです。この通りにも、UMBの建物が並んでいます。ロンバード通りを西へ行くと、メリーランド大学医療センターの救急があります。

　その向かい側には、1889年にルイーザ・パーソンズによって創設され

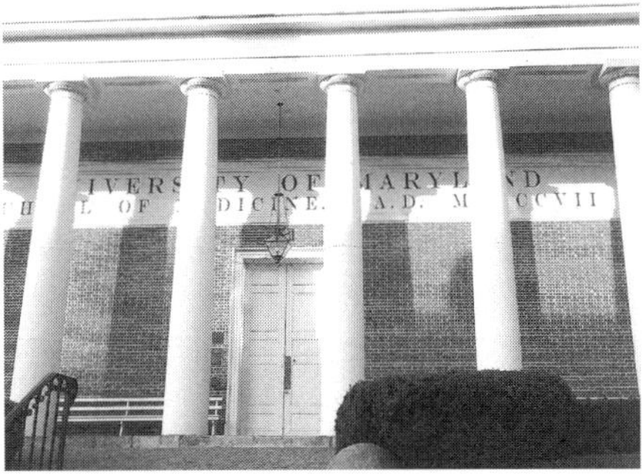

写真4.23 ダビッジ・ホール Davidge Hall

た看護学校があります。ルイーザ・パーソンズは、ロンドンのセント・トーマス病院附属のナイチンゲール財団学校で学びました。セント・トーマス病院のナイチンゲールについては、私の『ロンドンこころの臨床ツアー』（星和書店）でも解説しました。この学校の卒業式で贈られたナイチンゲールの看護帽を彼女はいつも着用していました。また、ナイチンゲールのように、従軍看護婦として軍から数々の勲章を授与され、それらの勲章を看護学校に寄付しました。こうした展示品を公開するために、

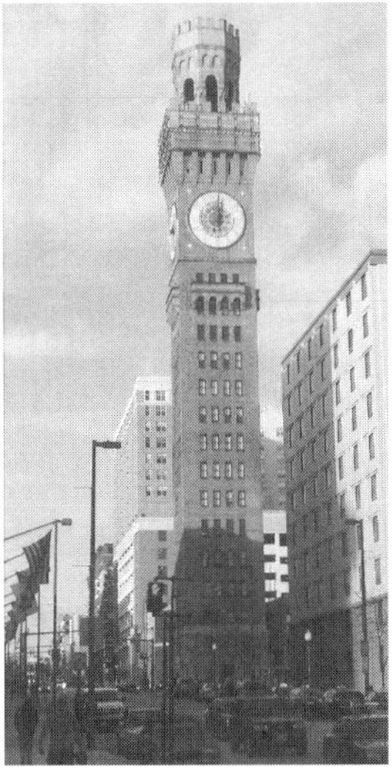

写真4.24 ブロモ・セルツァー塔

1999年に、学校の中に「看護学校歴史博物館」が作られました。1998年には看護学校の新しいビルが完成しました。

看護学校の隣に学生組合の建物があります。また、少し先の737 Wロンバード・ビルという建物には、精神科と小児科の建物があります。

ロンバード通りを東に戻ります。ユートー通りとの角に、高い風変わりな塔が見えてきます（写真4.24）。ブロモ・セルツァー塔といいます。旅行ガイドブックには載っていませんが、この区域のランドマークとなっています。中世風のレンガ造りで、四角の塔で四面に時計があるのですが、最上部は円柱形です。

トーソンのプラット病院

ボルチモア市街から北へ10キロ行った郊外に、トーソンという町があります。ここには、シェパード・エノック・プラット病院という精神科病院があります。アメリカの精神医学では有名な病院です。

前述のように、日本人の石田昇が1918年に妄想からアメリカ人医師を射殺したのはこの病院です（p.151）。

その数年後、1923年には、ハリー・サリバンが勤務しました。院長のチャプマンの支持を受けて、入院中の統合失調症の患者に対して心理療法をおこない、当時としては驚異の回復率を示しました。また、小実験病棟を作り、看護師を独自で養成するなど、いろいろな試みをおこないました。1925年には病院の研究部長となり、学会からも認められるようになりました。ここでの経験から、サリバンは「参与しながらの観察」ということを重視するようになります。しかし病院のスタッフとのトラブルから、1930年には辞職します。それ以後、彼はニューヨークに移りました。

その2年後の1932年には、前述のように、スコット・フィッツジェラルドの妻のゼルダが入院して、夫婦げんかを繰り広げます（p.140）。

この病院のまわりには、セントジョンズ病院やグレーター・ボルチモア医療センターといった大きな病院が並んでいます。また南側には、トーソン大学のキャンパスがあります。この大学は、メリーランド大学システムの一部です（p.156 表4.1）。

5 ワシントン D.C.   *Washington, D.C.*

ワシントン D.C. を見て日本を考える

東海岸の最後はワシントンD.C.を回りましょう。D.C.とは、コロンビア特別行政区(ディストリクト)を意味します。ワシントンD.C.には多くの大学がありますが、地下鉄の駅名をみると、大学名が入っているものが12駅もあります。こうした大学には歩いていけます。はじめて訪れた人にとっても、容易にいろいろな施設へ行くことができます。

また、ワシントンD.C.はアメリカの首都だけあって、心理学や精神医学などの学会の本部が集まっています。心理学者は社会的発言をおこない、政治に働きかけ、社会的ステータスを向上させています。こころの臨床の専門家の社会的立場を考えるにあたって、ワシントンD.C.は見のがせない場所です。

▼地下鉄で回るワシントンD.C.こころの臨床ツアー

ワシントンD.C.へは、日本からの直行便が出ています。直行便は、市の西40キロに位置するダレス国際空港に到着します。

ワシントンD.C.の地下鉄には5つの線がありますが、このツアーでは、レッド線とブルー線とグリーン線の3つを使います。 地図10 には、レッド線とブルー線を示します。

以下では、まずレッド線で、ユニオン・ステーション駅のアメリカ心理学会、ブルックランドーCUA駅のカトリック大学と医療地区、メディカルセンター駅の国立衛生研究所（NIH）を回ります。次にブルー線で、フォギーボトムーGWU駅のジョージ・ワシントン大学、ロスリン駅のアメリカ精神医学会、スミソニアン駅のスミソニアン博物館を回ります。

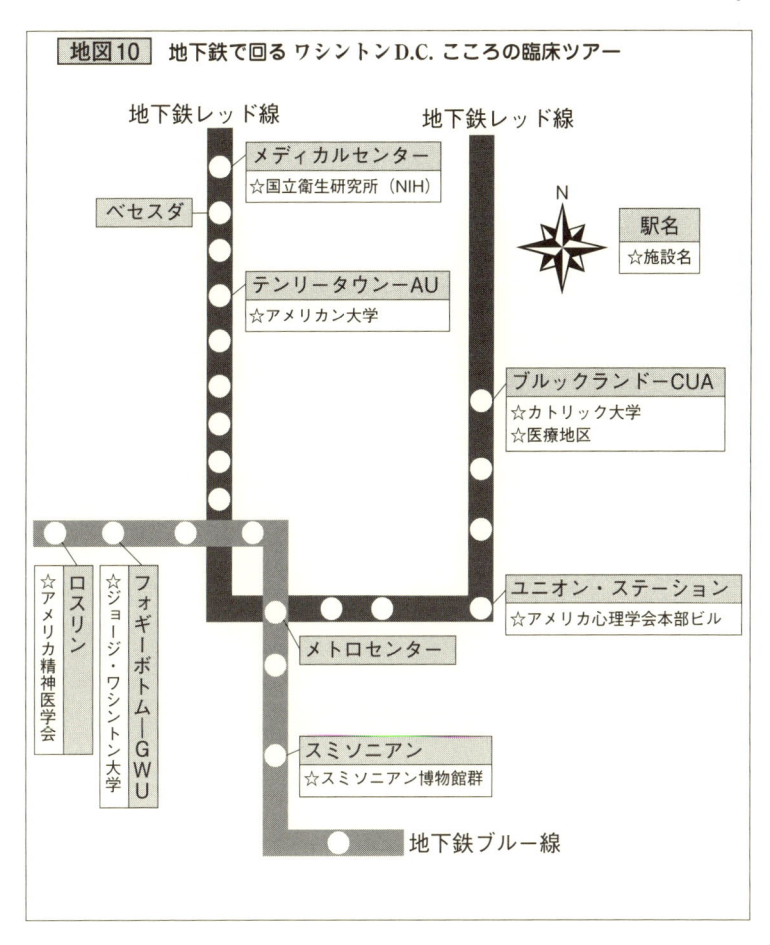

| 地図10 | 地下鉄で回る ワシントンD.C. こころの臨床ツアー |

地下鉄レッド線 / 地下鉄レッド線

- メディカルセンター
  - ☆国立衛生研究所（NIH）
- ベセスダ
- テンリータウン—AU
  - ☆アメリカン大学
- ブルックランド—CUA
  - ☆カトリック大学
  - ☆医療地区
- ロスリン
  - ☆アメリカ精神医学会
- フォギーボトム—GWU
  - ☆ジョージ・ワシントン大学
- ユニオン・ステーション
  - ☆アメリカ心理学会本部ビル
- メトロセンター
- スミソニアン
  - ☆スミソニアン博物館群

地下鉄ブルー線

駅名
☆施設名

最後にグリーン線で、ワシントン会議センターとメリーランド大学カレッジ・パーク校を回ります。

▼ニューヨークと正反対の地下鉄

　ワシントンD.C.の地下鉄はよく発達しており、安全で清潔です。たとえ核攻撃を受けても、首都を守るため避難シェルターとして機能する

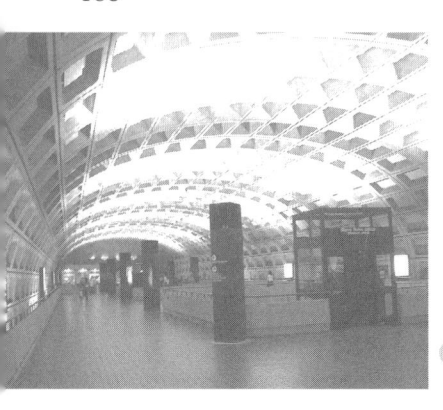

写真5.1 ワシントンD.C.の地下鉄駅は広くて頑丈

ように作られたそうです。地下深いところに掘ってありますし、横断面が広く、頑丈そうな造りです。中は清潔で、照明も工夫されています（写真5.1）。これと正反対なのが、浅くて狭くて汚いニューヨークの地下鉄です。

　ワシントンD.C.の地下鉄は地下深いところに掘ってあるため、エスカレーターの長さも半端ではありません。しかも、エスカレーターの動きがとても遅いのです。50メートルの長さのエスカレーターもありますが、下に着くまでに5分くらい乗っています。日本人の感覚ではとてもいらいらします。

アメリカ心理学会：世界最大の心理学会

　地下鉄レッド線のユニオン・ステーション駅で降ります。ここにはアメリカ心理学会の本部があります。

　アメリカ心理学会（APA）は1892年に創設されました。国別の心理学会としては世界最古です。ヴントの科学的心理学の影響を受けた心理学者が30名ほど集まって結成されました。今では16万人の巨大組織になりました。アメリカだけでなく、世界中の心理学者が会員になっています。毎年、選挙で会長が選ばれますが、初代の会長はホール（クラーク大学）、2代目はラッド（エール大学）、3代目はジェームス（ハーバート大学）がつとめました。現在の会長は118代目のブレイです。

アメリカ心理学会の領域はとても多彩であり、56の部門に分かれています。それぞれの部会は独立した学会のように機能しています。

学会が出版する心理学の専門誌は、68種に及んでいます。世界中どこでも、心理学科であれば、アメリカ心理学会の専門誌を購読しています。心理学者なら、アメリカ心理学会の専門誌に研究論文を発表することが夢でしょう。心理学関係の専門誌に論文を投稿したり、心理学科の卒業論文を書いたりする場合は、アメリカ心理学会が定めた書式（APAスタイル）にしたがって書かなければなりません。心理学者の卵はみんなAPAスタイルのマニュアルと格闘します。私にとっては、若い頃、自信があった論文をアメリカ心理学会の専門誌に投稿して不採択となったことがトラウマになっています。

アメリカ心理学会の本部ビルの中に入ってみる

ユニオン・ステーション駅のすぐ西側はファースト通りになっていますが、この道を北に行くと、すぐに9階建てのビルが見えてきます。これがアメリカ心理学会の本部（ヘッドクオーター）ビルです。前面に「アメリカ心理学会、ファースト通り750番地」と大きく表示してあります。1992年に完成しました。

入口のロビーはかなり広くとってあり、事務のビルとは思えない余裕のある造りです。今でも十分広いと思われるのですが、さらに拡張する計画があるということです。

2005年のアメリカ心理学会の年次大会では「オープン・ハウス」というプログラムがあり、APA本部ビルの内部を見学できました。ふだんはAPAビルの中を見る機会はなかなかありませんが、大会がワシントンD.C.で開かれたので内部が公開されました。たいへん貴重な体験でした。オープン・ハウスでは、3～6階が公開されました。中に入ると、各階ごとに事務局の人が愛想よく応対してくれました。

1～6階を学会本部として使っていて、1階に受付があります。3階には図書室があります。アーサー・W・メルトン図書室です。これまでのアメリカ心理学会の学会資料などが保管されています。

4階には実践支援部門とコンピュータ室があります。実践支援部門は、職業的心理学を支援する部門であり、資格の管理や公認臨床心理士の認定校の管理、法律や規制についての問題などを扱います。

5階には科学部門、教育部門、広報部門があります。科学部門は、専門誌や本の出版、研究費獲得の援助、ワークショップや訓練などを担当します。この部門の長には、アメリカ科学財団（NSF）のトップだった人を引き抜いてきたということです。教育部門は、大学や大学院での心理学教育、年次大会の運営などを担当します。広報部門は、広報のための出版物の発行や、社会・メディアへの広報活動をおこなっています。これらの部門では、ひとりの局員がひとつの部屋をもっています。職員には博士号をもつ人が多いのです。部屋は広く、新しく清潔で、仕事がしやすそうです。

6階には書店と会議室と執行部室（エグゼクティブ・オフィス）があります。書店では、アメリカ心理学会が出した心理学書を販売しています。アメリカ心理学会は、世界最大の出版社のひとつでもあるのです。

会議室には、大きな楕円形のテーブルがあり、まわりの壁には歴代の会

写真5.2 アメリカ心理学会の本部ビル6階の会議室（壁に歴代の会長の写真が飾ってあります）
American Psychological Association
所 750 First Street NE, Washington, D.C. 20002-4242
http://www.apa.org

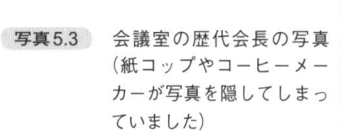

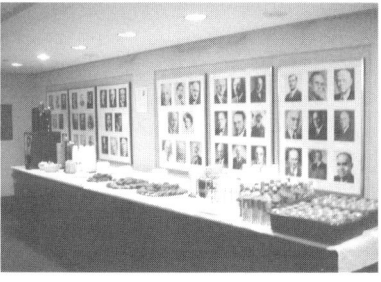

写真5.3 会議室の歴代会長の写真（紙コップやコーヒーメーカーが写真を隠してしまっていました）

長の写真が飾ってあります（ 写真5.2 ）。ちょうどホールやジェームスの写真の前に、見学者用のクッキーや飲み物が置かれていました。接待はありがたいのですが、写真がよく見えなかったのは残念でした（ 写真5.3 ）。6階の廊下の壁には、学会の広報誌である『アメリカン・サイコロジスト』のこれまでの表紙の絵を集めて飾ってあり、ちょっとした美術館になっていました。有名な画家の絵や、統合失調症をもつ患者さんの絵などもあるということです。7〜9階までは、ソーシャル・ワーカー協会や教育関係などの16団体に貸しています。

アメリカ心理学会は、この近くにもうひとつ大きなビルをもっています。このビルは、ほとんどの階をワシントンポストやアムトラックなど17団体に貸し出しています。そこからあがる賃料は重要な財源です。学会のビルは投資事業のためのビルなのです。

2ケタの差をつけられた日本心理学会

はじめてアメリカ心理学会のビルを見たときは、日本との違いに驚いてしまいました。私の所属する日本心理学会と比べると、アメリカ心理学会はケタ違いの巨大さです。 表5.1 をごらんください。

表5.1　見ればわかる日米の心理学会の差

	日本心理学会	アメリカ心理学会
会　員	7千名	16万名
職　員	4名	550名
年収入	1億円	120億円
本　部建　物	賃貸マンションの1フロア	9階建てビル2棟

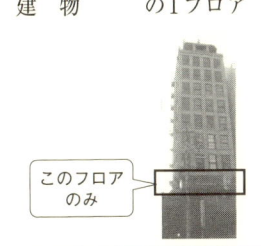

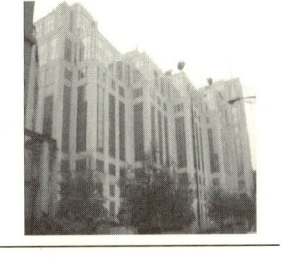

日本心理学会は、会員7000名、職員は4名ほど、本部は賃貸マンションの1室に入っています。これに比べると、アメリカ心理学会は、会員16万人、職員は550名（常勤・非常勤合わせて）、年収入は1億20万ドル（約120億円）です。会費収入はそのうち14％にすぎず、出版・不動産のような事業収入で占められます。このように学会が資産を安定させるために不動産投資をおこなっているわけです。これらのビルの資産価値は2億4000万ドル（約240億円）なのだそうです。ビルの負債も1億2000万ドル（約120億円）残っています。

　表5.1 のどの数字を見ても、「ケタ違い」どころか、「2ケタの違い」であることがわかります。9階建てのビルを見上げると、その差が実感できます。心理学についての考え方が日米でまったく違うのだと思います。

アンブレラとしての心理学会

アメリカ心理学会は、はじめは大学の研究者を中心とした学術団体でした。しかし、第二次世界大戦後から実践的心理学者が増え、現在では基礎心理学者よりも多くなりました。とくに臨床関係の心理学者が過半数を占めるようになっています。56の部会の半数は臨床関係の部会です。4分の1が臨床以外の実践的・応用的な心理学です。残る4分の1が基礎心理学です。このように、現場の臨床心理学者が研究者を上回るようになり、アメリカ心理学会は職能団体としての性格が強くなりました。学会の機能は、研究者への支援から、臨床心理学者への実務支援へと重点が変わってきました。心理学者の社会的ステータスを上げ、社会的発言力を増すために、アメリカ心理学会はいろいろな社会的事業に乗り出していきました。

　さらに、学術団体と職能団体を包含する傘団体（アンブレラ団体）へと脱皮しました。いろいろな学会が、分裂せずに、アメリカ心理学会というひとつの傘のもとで統合されているのです。その象徴が本部ビルです。こうした方針が成功して、心理士の資格制度も整い、アメリカの心理学者は高い社会的ステータスを享受しています。

　これに対して、日本心理学会は学術団体のままであり、職能団体として

の機能がほとんどなく、アンブレラ団体への脱皮が進んでいません。このため、日本の臨床心理士の資格制度は未熟であり、心理学者の社会的ステータスは決して高くありません。

　日本の心理学会は、アメリカ心理学会のような積極的な事業をおこなって、資格制度を整え、社会的発言力を増していくべきだと私は思っています。

カトリック大学アメリカ校の豊かなキャンパス

　地下鉄レッド線のブルックランド－CUA駅のあたりは、大学が集まっている文教地区です。駅名のCUAとは、カトリック大学アメリカ校のことです。駅を出ると、すぐにカトリック大学アメリカ校のキャンパスです。大学の入り口にはビジター・センターがあります。

　キャンパスはきわめてゆったりと建てられていて、手入れも行き届いています。建物はゴシック風で、イギリスのお城を模して作られています（ 写真5.4 ）。

　カトリック大学の心理学科は、キャンパスの北のオボイル・ホールにあります。心理学科は文理学部の社会科学部門に属しています。心理学科には臨床心理学の大学院があり、アメリカ心理学会が認定する臨床心理士の指定校になっています。科学者－実践家モデルによる養成をうたっています。

　教授のダイアン・アーンコフは、不安の行動理論やアナログ研究で有名

写真5.4　カトリック大学アメリカ校のゴシック風建築
Catholic University of America
所　620 Michigan Ave., N.E., Washington, D.C. 20064
http://www.cua.edu

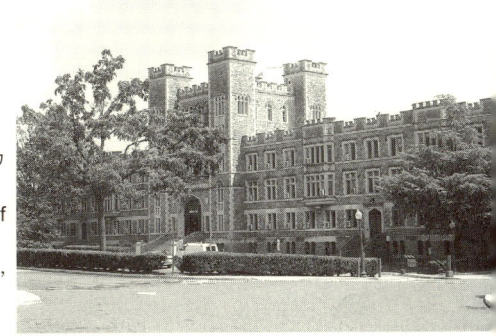

です。彼女は、ペンシルバニア州立大学で博士号をとり、一般人口における評価不安などのアナログ研究をおこなっています。また、不安障害についての心理療法の研究もおこなっています。

大学には、「ライフ・サイクル研究所」も併設されています。

4つの病院からなる医療地区

大学の南側に出ると、ミシガン通りです。通りをさらに西に行くと、広大な医療地区があります。敷地の中に4つの大きな病院が建っています。ワシントン病院センターを中心として、国立小児医療センターと国立リハビリテーション病院が並んでいます。ファースト通りをはさんで、退役軍人病院（VA病院）が建っています。中心となるワシントン病院センター（ 写真5.5 ）は、医師数300名、900床で、ワシントンD.C.で最も大きな私立病院です。

1958年に、3つの病院が合併してできたものです。それは、①中央救急病院（1871年創立）、②ガーフィールド記念病院（1884年創立）、③エピスコパル耳鼻咽喉科病院（1897年創立）の3つです。これらの病院が創立された19世紀後半は、南北戦争（1861～1865年）の時代です。南北戦争では多くの人が負傷したために、アメリカ各地に病院が作られました。南北戦争の前後、アメリカは急速に工業化が進み、空前の繁栄期に入りました。今日のアメリカの基盤はこの時期に作られたといわれています。アメリカの医学の歴史をみると、現代の大病院や医学校のいくつかはこの時代に創立されていることがわかります。日本では明治維新の時代にあたり

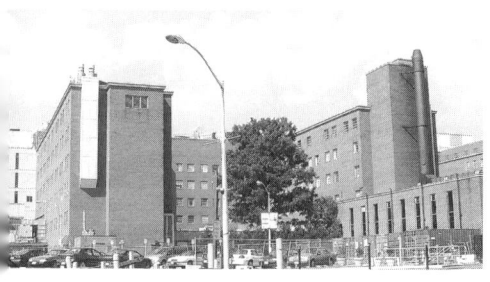

写真5.5　ワシントン病院センター
Washington Hospital Center
所　110 Irving Street, NW, Washington, D.C. 20010
http://www.whcenter.org

ます。

現在、ワシントン病院センターは、ジョージタウン大学医学校の教育病院となっています。心臓移植や航空救急で有名な病院で、癌研究所も併設されています。

国立小児医療センター：大リーグとタイアップ

この地区の国立小児医療センターは1870年に創立され、医師数500名、300床の大きな小児科病院です（写真5.6）。熊のイラストがイメージキャラクターとなっています。

2008年、この病院は大リーグのワシントン・ナショナルズと提携をして、寄付金を集めています。というのは、ワシントンD.C.には長い間、大リーグの野球チームがありませんでしたが、2005年になって、経営難のモントリオール・エクスポズがワシントンD.C.に移り、ワシントン・ナショナルズと改名しました。日本人の大家友和投手も一時在籍したチームです。新しい大リーグチームに対して、地元の人たちは熱狂的な応援をしていますが、その人気にあやかって病院の資金を集めようというわけです。

アメリカでは、病院や学校が有名人と組んで寄付集めをすることはふつうにおこなわれています。日本人にはあまり理解できない気がします。

写真5.6 国立小児医療センター
Children's National Medical Center
所 111 Michigan Avenue, NW, Washington, D.C. 20010
http://www.childrensnational.org

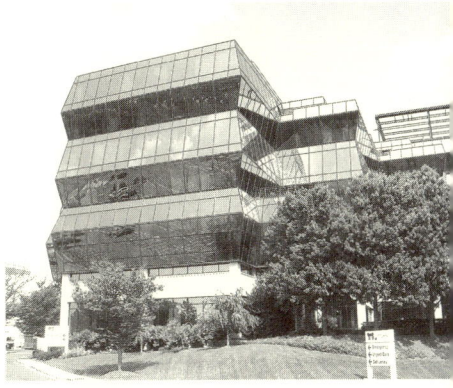

あこがれの国立衛生研究所（NIH）

地下鉄レッド線に乗り、北西の郊外に向かいます。途中のテンリータウン－AU駅にはアメリカン大学があります。さらに北上し、メディカルセンター駅で降りると、国立衛生研究所（NIH）があります。このあたりはベセスダという高級住宅地です。ワシントンD.C.ではなく、となりのメリーランド州に入ります。日本人も多く住み、日本食のレストランもあります。

NIHはひとつの研究所ではなく、複数の研究所の集合体です。そのおもなものを 表5.1 に示しますが、医学研究ではよく聞く名前ばかりです。

表5.1 国立衛生研究所（NIH）を構成する研究所

国立癌研究所（NCI）
国立環境健康科学研究所（NIEHS）
国立精神衛生研究所（NIMH）
国立薬物乱用研究所（NIDA）
国立エイジング研究所（NIA）
国立アルコール乱用研究所（NIAAA）
　など

医療や生物学の研究者なら、一度はNIHにあこがれたことがあるでしょう。NIHは世界の医学研究のトップを走る研究機関です。年間予算は3兆円で、その大半をアメリカの研究機関に配分しています。NIHの研究費（グラント）を得てノーベル賞をもらった研究者はたくさんいます。NIHの従業員は1万8000人以上、うち医師・研究職員は5000人です。日本から留学してNIHで研究している人は、つねに350人ほどいるそうです。

研究者の間では、NIHの研究費がよく話題になります。私が以前、群馬大学医療技術短期大学部にいたとき、同じ学部の伊藤漸教授とよく話しました。伊藤先生は、モチリンという消化ホルモンの機能をつきとめた消化器系医学の大家で、『胃は悩んでいる』（岩波新書）の著者としても知られています。伊藤先生は若い頃、NIHから巨額の研究費をもらって、アメリ

力でリッチな研究生活ができたとのことです。

統合失調症の研究の世界的中心：国立精神衛生研究所（NIMH）

NIHの中で心理学と関係が深いのは、国立精神衛生研究所（NIMH）です。ここで働いたり、NIMHから研究費をもらって研究している精神医学者や心理学者はたくさんいます。例えば、うつ病への認知療法について、NIMHが多額の資金を出して、多施設で治療効果研究をおこなったことは有名です。

またNIMHは、統合失調症の研究の世界的中心地として有名です。専門誌『統合失調症年報』を1969年の創刊時からNIMHが発行していました。この専門誌が統合失調症研究に果たした役割は大きいものがあります。こうした世界的な有力誌をNIMHというひとつの研究所が発行していたわけです。日本の丹羽真一氏（福島県立医科大学教授）も編集に加わったことがあります。2005年からは、メリーランド大学精神医学研究センターが編集しています（p.159）。

科学者－実践家モデルの提唱者シャコウ

NIMHで研究をした有名な臨床心理学者としてシャコウがいます。
デイビッド・シャコウ（1901～1981年）は、ハーバード大学で心理学の修士号をとり、博士課程に進みました。しかし、結婚して家族を養わなくてはならなくなり、大学院をやめて、ウースター州立病院（マサチューセッツ州）に就職しました。そこで、心理士として、統合失調症のアセスメントや心理学的実験研究をおこない、厖大な論文を発表し、1946年に博士論文「統合失調症の障害の本態」を完成させました。彼は、ウースター州立病院の中で、心理士を育成するインターン制度を作りました。これはアメリカで最初のものでした。

1946年にはイリノイ大学医学校の精神科の教授となり、1948年にはシカゴ大学医学校の精神科の教授となりました。1954年には、研究の仕事に専念するため、NIMHの心理学実験室の主任となり、1966年の定年までつとめました。彼の定年までに、この実験室からは500本の論文が

発表されました。定年後も実験室に通って研究を続けましたが、研究中に心臓発作で倒れて亡くなりました。

シャコウは、臨床心理学者の教育において、科学者－実践家モデルを強力に推し進めました。アメリカの臨床心理学者は、1949年にボールダーで会議を開き、臨床心理士の教育について議論しました。その中心のひとりがシャコウであり、この会議で確立されたのが「科学者－実践家モデル（サイエンティスト・プラクティショナー・モデル）」でした。これは、臨床心理士になるためには、実践技能の訓練を受けることはもちろんですが、その根底には科学的訓練が必要だという考え方です。そのためには、科学的な心理学の研究論文（博士論文）を書かなければならないというものです。であるからこそ、臨床心理士は大学院で養成されなければなりません。欧米の臨床心理学をみると、この考え方が一貫して流れています。科学者－実践家モデルは、もともとは医師の養成のモデルだと思われます。すなわち、医師になるためには、大学において自然科学の訓練をしっかり身につけたうえで、大学院で実践技能の訓練を受けます。このような医師の養成を臨床心理士にもあてはめたわけです。

シャコウの業績を讃えて、アメリカ心理学会の第12部会（臨床心理学部門）ではデイビッド・シャコウ賞が設けられました。これは、博士号をとって7年以内の若手で、科学者－実践家モデルの臨床心理学に貢献した者に与えられる賞です。

日本のシャコウになろうという夢

私はずっと統合失調症の心理学研究をしていたので、シャコウの論文には親しんでいました。専門の総説論文を書いたときは、シャコウの論文を引用しました。「日本のシャコウになろう」という夢ももちました。前述の伊藤漸先生との話などもあり、私はNIMHにあこがれ、留学するならNIMHのシャコウのもとに行きたいと思うようになりました。

なかなか留学する機会がないまま時間がすぎ、1990年代に入り、統合失調症への認知行動療法が出てきました。この動きを知り、私の関心はその中心であるロンドン大学に向かうようになりました。結局、私は2002

年にロンドン大学の精神医学研究所に留学することにしました。日本のシャコウになろうという夢は果たせなかったのですが、イギリスでクラークやサルコフスキス、ガレティ、タリアといった研究者の仕事を目の当たりにして、彼らのような仕事をしたいと強く思いました。このことは拙著『認知行動アプローチと臨床心理学：イギリスに学んだこと』（金剛出版）に詳しく書きました。

イギリスの精神医学研究所とアメリカのNIMHは、統合失調症の研究における世界のトップ2です。2つの施設は互いにライバルとして競っていました。2002年に精神医学研究所に行ったとき、精神医学のロビン・マレイ教授の部屋の壁には、「精神医学研究所が論文数でNIMHを抜いた」という学会記事が貼ってあったほどでした。

NIHのキャンパスの中に入ろう

私がNIHをはじめて訪れたのは2005年のことで、50歳になってからでした。昔からNIHの地図を見ていて、自動車がないと行けない人里離れた場所のような印象をもっていました。しかし実際に来てみると、NIHは大都市ワシントンD.C.の隣り町にあり、地下鉄の駅の目の前にありました。私はあっけなくNIHの門の前に立っていました。

地下鉄メディカルセンター駅の地上に出ると、NIHの門があります。

写真5.7　国立衛生研究所NIHのジェームス・シャノン・ビル
National Institutes of Health（NIH）
所　9000 Rockville Pike, Bethesda, Maryland 20892
http://www.nih.gov

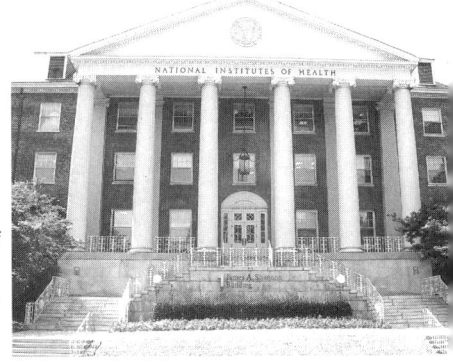

キャンパスの中には自由に入れます。キャンパスの中をシャトルバスが走っていて、停留所に地図が立っているので、シャトルバスのルートに沿って歩くのもよいでしょう。

ビルには、1〜66番まで番号がふられています。このビル番号は表示されているのですが、各研究所の看板はほとんど出ていません。

地下鉄の駅から西に進んで右側に折れると、第1番のビル（ジェームス・A・シャノン・ビルディング）があります。NIHを代表するビルで、イオニア式の円柱がついています（　写真5.7　）。中にはNIHの歴史博物館があります。

世界で最も大きいレンガ建造物

道に沿っていくと、第10ビルがあります。キャンパスの中央に建っている巨大な複合ビルです（　写真5.8　）。「世界で最も大きいレンガ建造物」であるとのことです。

第10ビルの南側は臨床センター（CC）です。1953年創設で、2003年には50周年を迎えました。臨床センターは研究のための病院です。『アメリカの病院』（伊東誠、鹿島出版会）によると、臨床センターの中は、各階ごとに研究室と病棟とが隣り合わせになっています。NIHは重点課題として研究テーマを設定し、公募をします。研究者は独創的な研究方法を提案します。採用されると、その必要に応じて病棟が改修され、それに合わ

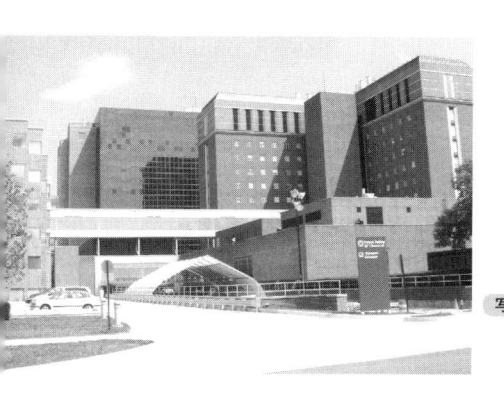

写真5.8　「世界で最も大きいレンガ建造物」国立衛生研究所NIHの第10ビル

せて患者も全国から募集されます。患者の入院費用はすべてNIHが負担します。

第10ビルの北側の新しいビルは、臨床研究センター（CRC）と呼ばれる研究棟です。CRCは高台にあり、下を見おろすことができます。すぐ下の第62ビルは子ども用の宿泊施設（チルドレンズ・イン）です。子どもが親しみやすいように、小さな城のような外観に建てられています。ディズニーのキャラクターが描かれたマイクロバスもあります。

CRCに戻り、CRCの西側の通り（コンベント・ドライブ）に出ると、第65ビル（エドモンド・サフラ家族ロッジ）があります。また、この通りには、第35，36，37，40，49などの研究棟が並んでいます。

CRCの南東側にもたくさんのビルがあります。第50ビルは最も新しい「ルイス・ストークス実験室」の巨大なビルです。「NIDA（国立薬物乱用研究所）が2004年に創立30周年を迎えた」というのぼりもありました。第38ビルは、国立医学図書館です。ビルの入り口では荷物チェックをしていて、用事がないとビルの中には入れません。また、多くのビルはロックされています。NIHは研究病院であって一般病院ではありませんので、多くの人が利用しやすい工夫をする必要はないのでしょう。

なお、NIMHは、このキャンパスではなく、少し離れた場所にある「神経科学センタービル」にあります。NIMHの一部のスタッフは、このキャンパスの第10ビル（臨床センター）、第31ビル、第45ビル（ナッチャー・ビル）に研究室があります。なお、第36ビルの前には、「このビルは工事中であり、2007年には神経科学研究センターとして生まれかわる」と書いてありました。

国立海軍医療センター：写真を撮ってはいけない病院

NIHの東隣りに国立海軍医療センターがあります。ウィスコンシン大通りをはさんで、NIHの向かい側です。巨大な敷地に、タワーの形をした病院が建っています。この病院は、レーガンや父ブッシュなど何人かの大統領が入院したことで有名です。

建物の写真を撮っていたら、パトカーの警察官がやってきました。「写

真は撮れない。デジカメの写真を消去しろ」と言われました。その場で、この病院の写った3枚の写真を消去しました。警察官は、きちんと消去したか、カメラを確認していました。海軍の施設であり、テロの標的になりやすいタワー状の建物なので、警戒は厳しいようです。

　一般に、軍や司法関係の病院の写真を撮っていると、警備員が出てきて注意されることがあります。そのような体験が数回あります。しかし、写真を消去したことを警察官に確認されたのははじめてでした。法律で決まっていることなので、指示に従わないと、拘束されたり、いろいろ面倒なことがおこるようです。住所や名前を聞かれるわけでもなく、許してもらえただけでラッキーだったかもしれません。

　というわけで、この病院の写真は載せることができないのです。

ジョージ・ワシントン大学：ホワイトハウスに最も近い大学

地下鉄ブルー線またはオレンジ線に乗り換えます。この区間は、ブルー線はオレンジ線と平行しており、どちらに乗っても同じです。

　地下鉄ブルー線に乗り換えて、フォギーボトム－GWU駅で降りると、ジョージ・ワシントン大学があります。ワシントンD.C.で最も大きい大学です。駅のエスカレーターをのぼると、すぐ大学のキャンパスです。中央に小さな公園があり、その入り口はシーン・ホク門といいます。門の前に、ジョージ・ワシントンの顔の大きな彫像があり、大学のシンボルと

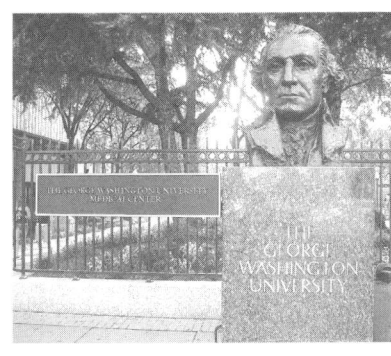

写真5.9 ジョージ・ワシントン大学
George Washington University
所 2121 I Street, N.W., Washington, D.C. 20052
http://www.gwu.edu

なっています（ 写真5.9 ）。

その隣りに大学病院があります。中にロナルド・レーガン救急医学研究所があります。近くに、医学校、公衆衛生学校、健康サービス学校などの大学院があります。大学の建物は約100個あり、市街地の中に溶け込んでいます。

ジョージ・ワシントン大学の心理学科は、G通り2125番地にあります。50名以上の教員がいる大きな学部です。研究グループは、①臨床心理学、②認知神経科学、③応用社会心理学です。①の臨床心理学は、アメリカ心理学会が認定する臨床心理士の指定大学院になっています。

アメリカ精神医学会の本部

地下鉄ブルー線のロスリン駅には、アメリカ精神医学会の本部があります。

アメリカ精神医学会は、1844年にフィラデルフィアで開かれたアメリカ精神病院医学監督官協会（AMSAII）がもとになってできました（p.112）。その当時、精神病院はアメリカ中に25施設ありましたが、そのうちの13の施設の監督官が集まりました。この会議は、医学の専門家の集まりとしてはアメリカで最初のものでした。アメリカ医師会が最初に開かれたのは1847年ですから（p.98）、それよりも早いわけです。

AMSAIIは、1892年にアメリカ医学的心理学会と改名され、1921年にアメリカ精神医学会（APA）と改名されました。このときに、 図3.3 （p.104）に示した紋章も決まりました。アメリカ精神医学の父ラッシュと1844年のAMSAIIに集まった13名の創設メンバーをあらわしています。この紋章は、DSMをはじめ、アメリカ精神医学会の出版物の裏表紙に載っています。学会のホームページをみると、そこにも出ています。

また1844年は、アメリカ精神医学会の専門誌が作られた年でもあります。この年に、ニューヨークのウチカ州立病院の監督官であるアマリア・ブリガムが『アメリカ精神病雑誌（アメリカン・ジャーナル・オブ・インセイン）』を出版しました。これは精神病院の監督官の雑誌でしたが、所有者はウチカ州立病院がもっていました。1921年にアメリカ精神医学会

ができたときに、病院からこの雑誌を買い上げて、『アメリカ精神医学雑誌』と改名しました。これが現在の学会誌です。

アメリカ精神医学会を一躍有名にしたのは、DSM（精神疾患の診断・統計マニュアル）の発行でしょう。精神障害はきわめて複雑な現象ですから、まず、きちんとした定義と診断が必要であり、それを確定したのがDSMです（p.13）。DSM後のアメリカ精神医学会は、治療法を確立する方向へ進み、多くの治療ガイドラインを作りつつあります。DSMに対しては批判も大きいのですが、精神障害の原因究明と治療法の確立を推し進めた点で、大きな意義があります。

DSMは、医師以外のコメディカル・スタッフの職種でも、意思疎通の道具となっています。臨床心理学でもDSMの診断は不可欠となっています。例えば、1993年にアメリカ心理学会の第12部会（臨床心理学部会）が作成した心理学的治療のガイドラインにおいても、DSMでの診断が前提になっています。

現在の会員は3万8000名で、アメリカとカナダを中心に世界各国に会員がいます。

アメリカ精神医学会とアメリカ心理学会はいずれも略称がAPAで、よく間違われます。そこで精神医学会では、2002年にアメリカ精神科医学会（APMA）と変える案が出されました。しかし、投票の結果否決されて、今のままとなっています。

すべて無料のスミソニアン博物館群

地下鉄ブルー線のスミソニアン駅で降りると、スミソニアン博物館群があります。世界で最も大きい博物館の組織で、ワシントンD.C.を中心に18の博物館・美術館・動物園があります。ワシントンD.C.にあるのは、国立航空宇宙博物館、国立アメリカ歴史博物館、国立自然史博物館、ハーシュホーン美術館、フリーアギャラリー、アーサー・サックラーギャラリー、国立アフリカ美術館、国立郵便博物館、アナコスティア・アフリカ系アメリカ人博物館、フィリップスコレクション、国立動物園、アメリカ・インディアン博物館などです。

どれも大規模なもので圧倒されます。ありがたいことに、博物館は入場無料です。イギリスの科学者ジェームス・スミソンの莫大な寄付によって作られました。スミソン自身は一度もアメリカに来たことがないというから不思議です。

有名な国立航空宇宙博物館は、入場者数が年間1000万人で、アメリカで最も入場者数が多い博物館です。ここの宇宙食セット（アイスクリーム）を日本へのおみやげに買っていったら、子どもたちに喜ばれました。

ワシントン会議センター

次に、地下鉄グリーン線に乗り換えます。
地下鉄グリーン線とイエロー線の「マウント・バーノン・スクエアーコンベンション・センター」駅で降りると、ワシントン会議センターがあります。巨大なホールです（ 写真5.10 ）。

大きな学会はここで開かれます。2005年8月のアメリカ心理学会もここでおこなわれました。学会の巨大さに圧倒されると同時に、その繊細な心配りにも驚きました。

ワシントン会議センターのイベントの年間スケジュールは、『地球の歩き方』に載っているほどです。それによると、アメリカ心理学会の参加者1万4000名は、ワシントン会議センターでの年間上位15位に入るほど

写真5.10　ワシントン会議センター
Walter E. Washington Convention Center
所 801 Mount Vernon Place NW, Washington, D.C. 20001
http://www.dcconvention.com

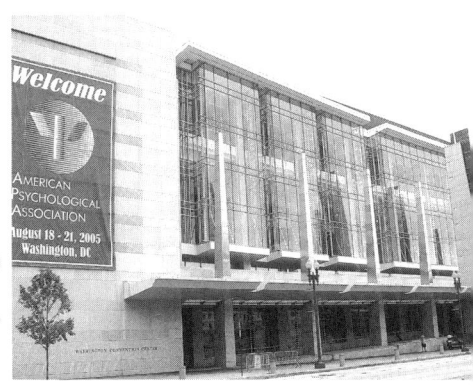

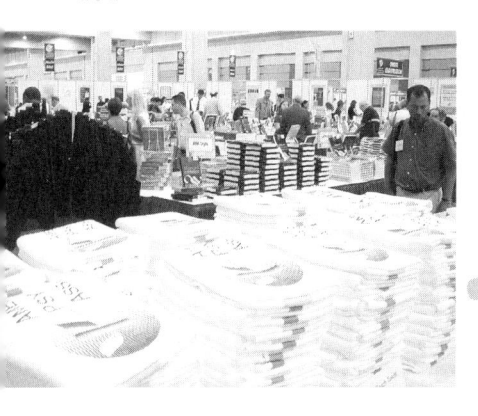

写真5.11　アメリカ心理学会の大会風景（学会のグッズや出版会の新刊書が所狭しと並べられています）

の大規模な集会です。学会関係の集会としては、神経科学会（2万6000名）やアメリカ癌学会（2万5000名）などに続いてベスト5に入る規模です。

　アメリカ心理学会の大会では、写真5.11 のように、学会出版の本や学会グッズ（衣類やタオルや文房具）が所狭しと並べられていて、経済力を維持するための努力が感じられます。

メリーランド大学カレッジ・パーク校

　ワシントンD.C.の地下鉄グリーン線で北東に向かい、「カレッジ・パーク−U of MD」という駅で降ります。ここにはメリーランド大学カレッジ・パーク校（p.156 表4.1 ）があります。ここはワシントンD.C.ではなく、隣りのメリーランド州に入っています。地下鉄の駅から、シャトルUMバスが大学まで運行しています。

　この大学は、1859年にメリーランド農学カレッジとして創設され、のちにメリーランド州立カレッジとなり、その後、メリーランド大学カレッジ・パーク校と改称されました。学部学生2万5000名、大学院生1万名、教員3000名の大規模大学です。大学のホームページには、この大学のキャンパスを詳しく見られるバーチャル・ツアーのサイトがあります。

　心理学科は、行動社会科学部の中にあります。場所は、カレッジ・パーク・キャンパスの「生物学・心理学ビルディング」です。35名の教員を

もつ大きな学科です。研究グループは、臨床心理学、認知心理学、カウンセリング心理学、発達心理学、産業・組織心理学、統合神経科学、感覚知覚心理学、社会心理学と、幅広い分野をカバーしています。

　臨床心理学のグループには、準教授のジャック・ブランチャードがいます。91年にニューヨーク大学で博士号をとりました。専門は統合失調症の精神病理学です。この分野の数少ない研究者です。『異常心理学雑誌』では、よくこの人のグループの研究を見かけます。ブランチャードは、メリーランド大学の統合失調症研究訓練プログラムの責任者でもあります。このプログラムは、統合失調症の臨床に携わる研究者を育てるための訓練プログラムであり、国立精神衛生研究所（NIMH）（p.175）からの資金援助で動いています。2005年のアメリカ心理学会では、「統合失調症における快感能力」というタイトルで招待講演をしていました。スライドもきちんとしていて、わかりやすい発表でした。

6 ロサンゼルス *Los Angeles*

エンターテインメント都市 ロサンゼルスの大学

　東海岸を離れて、今度は西海岸を回りましょう。西海岸の中心都市はロサンゼルスです。ロサンゼルスは日本人にはなじみのある街です。ハリウッドやディズニーランドをかかえるエンターテインメント都市で、昔から日本人の移民が多く、日本人町もあります。ロサンゼルスで有名な大学は、カリフォルニア大学ロサンゼルス校（UCLA）と南カリフォルニア大学（USC）です。いずれも有名な心理学者を多く輩出しています。これらの大学をめぐってみましょう。

▼地下鉄で回れないこころの臨床ツアー

　ロサンゼルスは人口400万人で、ニューヨークにつぐアメリカ第2の都市です。地中海性気候で、晴天が多くすごしやすい気候です。ただし、交通の不便な点がロサンゼルスの悪いところです。

　ロサンゼルスの地下鉄は、レッド線、ブルー線、グリーン線など、6路線があります。ロサンゼルスの地下鉄は新しくて清潔だし、改札がないので駅の構造がシンプルです。治安は悪そうではなく、観光客も多く乗っています。ロサンゼルス国際空港（LAX）にはグリーン線が通っています。

　しかし、地下鉄はまだロサンゼルス市内の東部しか走っていません。UCLAやビバリーヒルズのある西部には通っていません。西部へ行くにはバスを利用するしかないのです。先進国の中で、ロサンゼルスほど公共交通の不便な都市は見たことがありません。

▼鉄道をつぶした自動車会社

　鉄道の少ないロサンゼルスですが、驚くべきことに、1920年頃までは鉄道が盛んだったそうです。パシフィック電鉄という鉄道会社は、ロサンゼルス地区に1700キロメートルの路線網を張っていました。ところが、この鉄道会社は衰退し、ついに1961年に廃業してしまいました。1700キロもの鉄道がなくなるということは信じられません。スネルの『クルマが鉄道を滅ぼした－ビッグスリーの犯罪』（緑風出版）という本によると、これは自動車会社のゼネラル・モータース社の策略なのだということです。つまり、ゼネラル・モータースは、石油会社やタイヤ会社と組んで、パシフィック電鉄を買収しました。自動車を売るために、買収した鉄道会社の路線を撤去していきました。廃止した路線は、ゼネラル・モータース社製のバスにおきかえられていきました。ロサンゼルスの市民は、不便なバスを敬遠し、自家用車を買いました。こうして、ゼネラル・モータース社のもくろみどおり、自動車が売れて、ロサンゼルスの鉄道はなくなってしまいました。のちに、ゼネラル・モータース社はこの件で独占禁止法違反に問われ、1947年に有罪判決が下ったということです。アメリカ企業の恐ろしさを感じます。

カリフォルニア大学ロサンゼルス校（UCLA）

　ロサンゼルスで最も有名な大学は、カリフォルニア大学ロサンゼルス校でしょう。UCLAとしてよく知られています。

　カリフォルニア州には、カリフォルニア大学とカリフォルニア州立大学という2つの州立大学システムがあります。前者は大学院での研究を重視しているのに対し、後者は学部教育と職業教育を重視しています。

　カリフォルニア大学は、 表6.1 に示すように、10校の分校からなっています。カリフォルニア大学全体では、学生17万人、大学院生5万人をかかえる大組織です。

　 表6.1 に示すように、最も古いのはバークレー校であり、カリフォルニア大学の本部もここにあります。ロサンゼルス校は1919年に創立されました。カリフォルニア大学では4番目に古い分校です。なお、バーク

表6.1　カリフォルニア大学の10の分校

	創立年	学生数
①バークレー校	1868	35,409
②サンフランシスコ校	1873	4,444
③デービス校	1905	31,426
④ロサンゼルス校	1919	39,650
⑤サンタバーバラ校	1944	21,868
⑥リバーサイド校	1954	18,079
⑦サンディエゴ校	1964	28,200
⑧アーバイン校	1965	27,631
⑨サンタクルーズ校	1965	16,615
⑩マーセド校	2005	2,718
計		226,040

レー校とサンフランシスコ校については、次の章で紹介します。

　カリフォルニア大学で学生数が最も多いのはロサンゼルス校で、約4万人です。教職員数は4000名です。

　UCLAに行くには少し苦労します。ロサンゼルス市内からの直行バスがないからです。どこかでバスを乗り換えなければなりません。比較的わかりやすいのは、ロサンゼルスから、メトロ・バスでサンタ・モニカへ行き、そこからビッグ・ブルー・バスのUCLA行きに乗ることです。

　UCLAのキャンパスは、塀もなく、誰でも自由に中を歩けます。観光客も多く歩いています。

　UCLAのキャンパスを 地図11 に示します。キャンパスは大きく3つに分かれています。ブルーイン・ウォークとチャールズ・ヤング・ドライブ・サウスという2本の通りを境にして、北が「北キャンパス」、真ん中が「南キャンパス」、南が「医学キャンパス」です。

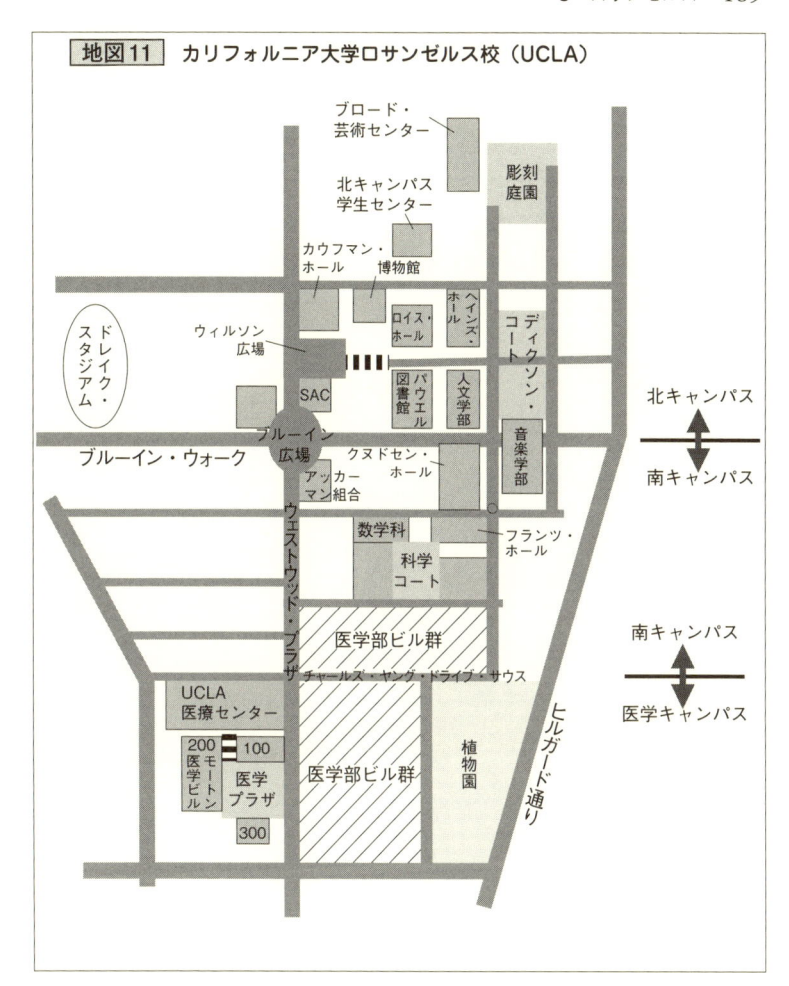

| 地図11 | カリフォルニア大学ロサンゼルス校（UCLA） |

北キャンパス：ロマネスク様式の校舎

北キャンパスには、人文科学、社会科学、芸術系、法科大学院など、文科系の学部や大学院があります。1950年頃までに建てられたもので、ロマネスク様式で統一されています。どれも美しい建物であり、一見の価値があります。

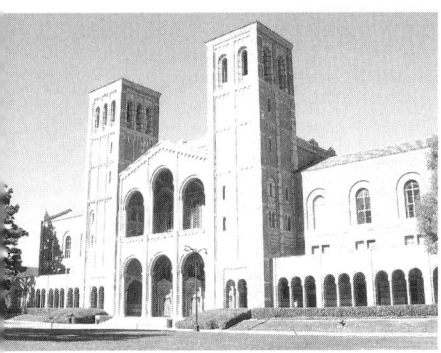

写真6.1 カリフォルニア大学ロサンゼルス校（UCLA）のロイス・ホール
the University of California, Los Angeles
所 Los Angeles, CA 90095
http://www.ucla.edu

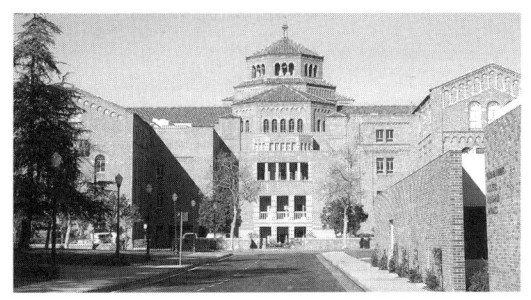

写真6.2 UCLAのパウエル図書館
Powell Library

キャンパスの中央にあるのがブルーイン広場です。ここから北に行くと、ウィルソン広場があります。広場の横にファウラー文化史博物館があります。アフリカ、アジア、太平洋、北アメリカや南アメリカの文化や歴史を展示しています。

ウィルソン広場の階段をのぼると、泉（シャピロの泉）が見え、細長い広場になっています。このまわりにロイス・ホール（**写真6.1**）とパウエル図書館（**写真6.2**）があります。これらは、UCLAが創設された最初の建物群です。建築学的にも有名であり、UCLAを代表する建物です。イタリアのロマネスク様式で統一されています。

さらに東に行くと、ディクソン・コートという広場があります。ここを北へ行くと、フランクリン・マーフィ彫刻庭園があります。ヘンリー・

ムーアやマチス、イサム・ノグチらの彫刻70点が展示されています。ミシュランのガイドブックでは、二つ星で推薦されています。その北にブロード芸術センターがあります。ギャラリーは一般公開されています。巨大な銅のオブジェがビルの前に置かれています。

南キャンパス：機能的な理科系の建物

南キャンパスには、生命科学、物理化学、数学、心理学、医学など、理科系の学部や大学院があります。南キャンパスの建物は、北キャンパスとは違って、アメリカ的で機能的にできています。

ブルーイン広場の南東にあるのが、アッカーマン組合のビルです（ 写真6.3 ）。

さらに行くと、クヌドセン・ホールがあります。物理学科と天文学科の建物であり、変わった外観をしています。

ブルーイン・ウォークのつきあたりは、シェーンベルク音楽・民俗音楽学部のビルがあります。オーストリアの作曲家のシェーンベルグは、アメリカに亡命して、1936年から1944年まで、UCLAの教授をつとめました。

さらに回り込んでいくと、ドッド・ホール（哲学科など）、法学部、マーフィ・ホールなどがあります。

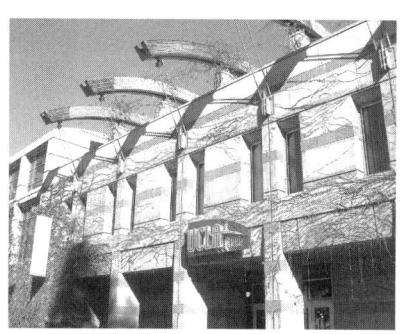

写真6.3　UCLAのアッカーマン組合ビル
Ackerman Union

心理学科：原因帰属理論の完成の地

クヌドセン・ホールの南側には、フランツ・ホールがあります（写真6.4）。ここに心理学科の建物があります。

心理学科は生命科学部に属し、自然科学的な研究・教育をおこなっています。研究領域としては、①臨床心理学、②認知心理学、③発達心理学、④健康心理学、⑤社会心理学、⑥学習・行動心理学、⑦計量心理学、⑧行動神経科学の8つのグループがあります。

UCLAはこれまで多くの有名な心理学者を輩出してきました。例えば、社会心理学グループでは、原因帰属研究の基礎を作ったケリーが長い間この大学の教授をつとめました。こうした原因帰属理論を現実場面に応用したのがワイナーで、1965年から現在まで教授をつとめています。原因帰属理論は、改訂学習性無力感理論（p.94）の発展のもととなり、抑うつの理論や治療に大きく寄与しました。ワイナーの邦訳された著書に『ヒューマン・モチベーション－動機づけの心理学』（宮本美沙子・林保訳、金子書房）があります。

また、学習・行動心理学グループで活躍したのは、名誉教授ロバースです。自閉症に対する行動療法を確立し、のちの応用行動分析に大きな影響を与えました。邦訳された著書に『自閉児の言語－行動変容によるその発達』（梅津耕作訳、岩崎学術出版社）があります。認知心理学グループには、

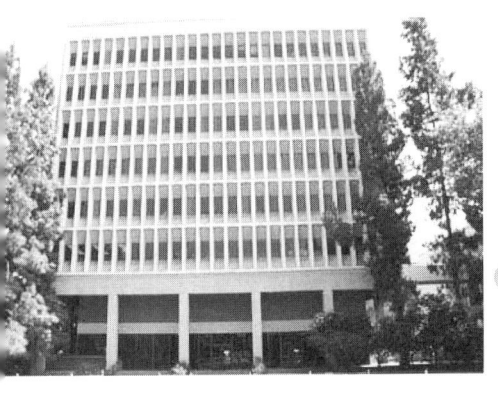

写真6.4　UCLAの心理学科のあるフランツ・ホール
UCLA Department of Psychology

人間の推論を進化心理学から研究しているホリオークがいます。邦訳された著書に『アナロジーの力－認知科学の新しい探求』(鈴木宏昭・河原哲雄訳、新曜社)があります。

クラスケ：不安障害の認知行動療法

臨床心理学グループも活躍しています。心理学科の建物の中に心理クリニックがあり、心理療法やアセスメントをしています。

また、この建物の中には不安障害センターがあります。これは不安障害に対する認知行動療法を専門におこなう施設で、心理学科教授のクラスケが所長をつとめています。

ミシェル・クラスケは、オーストラリアのタスマニア大学の出身です。その後、カナダのブリティッシュ・コロンビア大学で、ラックマンの指導により臨床心理学の博士号をとりました。その後、ニューヨーク州立大学アルバーニー校の恐怖症不安障害クリニックに勤務しました。このクリニックは、デイビッド・バーロウ（現・ボストン大学）(p.47) が作ったもので、バーロウのもとで仕事し、共同で著書『あなたの不安とパニックをマスターする』をオクスフォード大学出版会から出しました。これ以降、バーロウと共著で多くの本を出しています。1990年にUCLAに呼ばれ、1998年から教授となりました。クラスケは一貫して、不安障害の研究と臨床を続けています。不安障害やその認知行動療法について、多くの論文と著書を出しています。クラスケが実際に不安障害のクライエントに認知行動療法をおこなうところは、DVDで公開されています（『全般性不安障害を持つクライエントの治療』アメリカ心理学会）。改訂中のDSM-Vの不安障害ワーキンググループにも入っています。クラスケは、2010年に大阪大学で開かれる日本心理学会に招待され、不安障害と認知行動療法に関する講演をおこないます。

ビルが林立する医学キャンパス

医学キャンパスには、医学系の大学院、病院、研究所が林立しています。

チャールズ・ヤング・ドライブ・サウス通りには、医学系の研究所が並んでいます。これらの間に、UCLAの医学系の4つの大学院（医学、歯学、公衆衛生、看護）があります。

ビルを順番にいうと、ウェストウッド・プラザ・ビル、脳マッピングセンター、脳研究所、公衆衛生ビル、マクドナルド医学研究実験室、神経科学研究ビル、ライフサイエンス・ビル、ファクター健康科学ビル、整形外科病院研究センター、生物医科学研究ビルとなります。また、奥まったところに歯学校のビルがあります。

チャールズ・ヤング・ドライブ・サウス通りにひときわ高くそびえているのがファクター健康科学ビルです。上層階のほうが大きくて黒いので、アンバランスな感じがします（ 写真6.5 ）。ファクター夫妻による寄付で作られました。この建物には、看護学校や癌センターが入っています。

通りの奥の西側には、植物園があります。外に温室があり、サボテンが栽培されています。

ビルに隠れて目立ちませんが、通りの南側にある広い建物がデイビッド・ゲフィン医学校です。

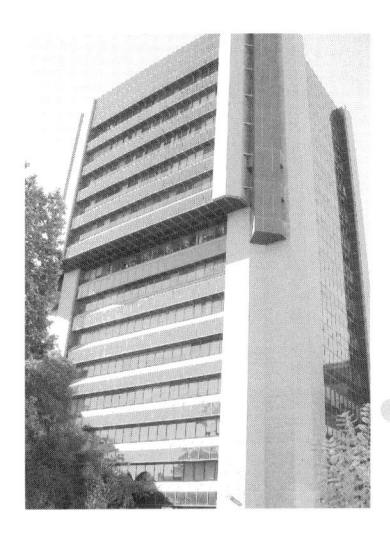

写真6.5　UCLAのファクター健康科学ビル
Factor Health Sciences Building

芸能プロデューサーの寄付による医学校

UCLAに医学校が作られたのは第二次世界大戦後のことです。南カリフォルニアに本格的な医学校がなかったため、初代学部長のスタッフォード・ワレンが中心となって、1946年に医学校が発足しました。1949年には看護学校ができました。1955年にようやくUCLA医療センターが完成し、本格的な医学教育ができるようになりました。

2代目の学部長のメリンコフの時代（1962〜1986年）に医学校は大発展を遂げました。精神神経学研究所や脳研究所、マリオン・デイビーズ小児科センター、眼科研究所、リード神経学研究センターなどが作られました。また、歯学校（1958年）と公衆衛生学校（1961年）もできました。

2002年には、デイビッド・ゲフィンが医学校に2億ドルの寄付をしました。このため医学校は「デイビッド・ゲフィン医学校」と改名しました。この寄付は、アメリカの医学校への寄付としては最高の額でした。

デイビッド・ゲフィンは有名な芸能プロデューサーで、ゲフィン・レコードを設立して、ジョン・レノン、エルトン・ジョン、エアロスミスなどのプロデュースをしました。また、1994年にはスピルバーグらとともに映画会社ドリームワークスSKG社を立ち上げました。彼は医学関係に多くの寄付をしています。また、オバマ大統領に対しても130万ドル（約1億3000万円）の寄付をしています。

大地震から復興したUCLA医療センター

UCLA医療センターは、1955年に完成した約500床の大きな病院です。正式には、ロナルド・レーガンUCLA医療センターと呼ばれます。医学キャンパスの中央にそびえる巨大なお城のようなビルです（ 写真6.6 ）。

1994年にはカリフォルニアで大地震がおこり、この病院は大きなダメージを受けました。そこで、お金を集めて再建築にかかり、2008年に新しいビルが完成しました。病院のホームページには、新しい建物ができるシーンを1分にまとめた映像が出ています。病院内のバーチャル・ツアーができるサイトもあります。新しいビルは、もとカリフォルニア州知

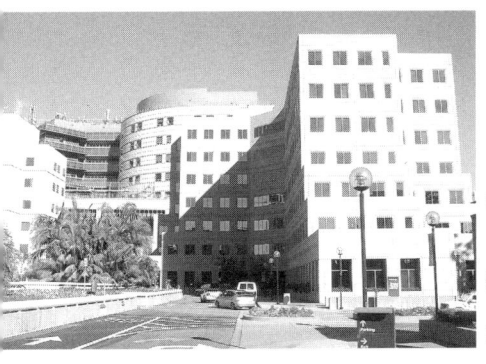

写真6.6 UCLA医療センター
Ronald Reagan UCLA Medical Center
所 757 Westwood Plaza, Los Angeles, CA 90095
http://www.uclahealth.org

事であったレーガン大統領の名前をとって、今の名前になりました。

マイケル・ジャクソンが運ばれた病院

UCLA医療センターはハリウッドのそばにあるので、ブリトニー・スピアーズ、ファラ・フォーセットなど、芸能人も多く入院しました。

2009年6月にマイケル・ジャクソンが亡くなったときに搬送されたのがこの医療センターでした。マイケルの自宅は、UCLAのすぐ北のベルエアーという高級住宅地にあります。この病院のすぐ近くです。マイケルの死亡を伝えたテレビのニュースでは、ヘリコプターから撮ったこのビルの映像がずっと流れていました。また、マイケルの死を悼む数千人のファンがこの病院の前に集まったシーンも何回も流れました。

病院の中に入ってみよう

UCLA医療センターの中に入ってみましょう。アメリカの病院は、テロ事件以降、訪問者を厳しくチェックするようになり、入館しにくくなっていますが、この病院はそのようなこともなく、そのまま入れます。多くの人が出入りしています。

入口を入ると、待合スペースなどがあり、ギフトショップや受付などが並んでいます。広い食堂があり、トイレも利用できます。エレベーターが並んでいて、ここから上の各階の診療科にのぼるようになっています。

富豪の寄付による病棟

UCLA医療センターの西棟は、マテル小児科病院と呼ばれます。もとはマリオン・デイビーズ小児科センターという名前でしたが、2008年の再建築の際に、新たな寄付者の名前をとってマテル小児科病院と改名しました。マテルとは、世界最大級のおもちゃメーカーで、バービー人形の発売元として有名です。

UCLA医療センターの東棟は、スチュワート＆リンダ・レズニック精神神経科病院と呼ばれます。レズニック夫妻の寄付によって建てられた病棟です。リンダ・レズニックは有名な事業家・作家で、ザクロジュースのポム・ワンダフルや、フィジィ・ウォーターなどのブランドをたちあげました。リンダの夫は、同じく事業家のスチュワート・レズニックです。この病院のホームページには、夫妻が仲よく写った写真が掲げられています。

このように病棟や学部の名前に寄付者の名前が入るのは、アメリカではふつうのことです（レーガン大統領はとくに寄付をしたわけではありませんが）。アメリカの病院や大学のホームページを見ると、必ず「寄付」のサイトがあり、一般人からの寄付をつねに受け付けています。日本では考えられないことです。

アメリカでは、多額の寄付をする富豪を、フィランソロピスト（慈善家）として賞賛します。たしかに、寄付によって設備がよくなれば救われる人も多いので、決して悪いことではありません。しかし、大儲けをした人の陰には、医療保険にすら入れない貧しい人がたくさんいるのがアメリカです。寄付をもらった富豪の名前を公共の施設につけるという感覚は、貧富の差を肯定するようで、よく理解できません。そもそも富の再分配のシステムは、富豪が寄付をするという恣意的なものではなく、所得税や相続税として政府が集めたお金を福祉という形で公平におこなうべきではないかと思ってしまいます。

医学プラザと研究所群

UCLA医療センターのビルを出て南側の階段を下ると、医学プラザという広場です。この広場は車のロータリーになっていて、タクシー

乗り場もあります。地下は駐車場です。

広場のまわりに3つの大きな建物が建っています。

「100 UCLA医学プラザ」という建物は、医学校のビルです。1階には食堂や薬局などが入っています。「200 UCLA医学プラザ」という建物は、ピーター・モートン医学ビルで、UCLA医療センターの病棟として使われています。巨大で新しいビルです。「300 UCLA医学プラザ」は、時計台のある3階建てのこじんまりしたビルです（ 写真6.7 ）。神経精神医学研究所が入っています。

広場の東側には、ウェストウッド・プラザ通りをはさんで、医学研究の巨大ビルが林立しています。セメル神経科学・人間行動研究所（ 写真6.8 ）、眼科研究所、リード神経学研究センターなどです。リード神経学研究センターの中には、スターン医学研究ユニットがあります。スターン（1927

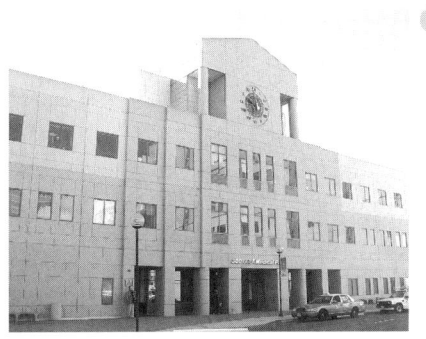

写真6.7　300 UCLA医学プラザ
300 UCLA Medical Plaza

写真6.8　UCLAのセメル神経科学・人間行動研究所
Semel Institute for Neuroscience & Human Behavior
所　760, Westwood Plaza, Los Angeles, CA 90095
http://www.semel.ucla.edu

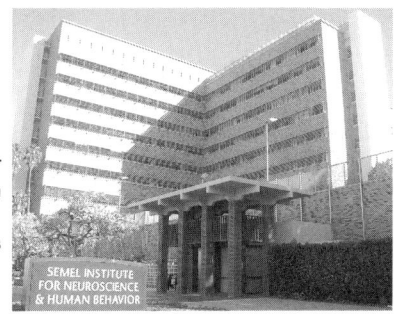

UCLAの精神科

UCLAの精神科は、2つの建物に分かれています。ひとつは前述のスチュワート＆リンダ・レズニック精神神経科病院で、もうひとつはセメル神経科学・人間行動研究所（ 写真6.8 ）です。2つとも巨大なビルであり、アメリカの大学病院の精神科でもこれだけ大きいところは珍しいでしょう。こうした巨大ビルを建てることができたのも巨額の寄付金のおかげなので、両方とも寄付者の名前がつけられています。

2つとも以前は地味な名前でした。前者は神経精神科病院（NPH）、後者は神経精神科研究所（NPI）と呼ばれていました。両者とも、カリフォルニア州の精神衛生局の機関として建てられました。1971年には、後者の研究所は大学へと移管され、研究機能が中心になっていきました。2004年に、病院はレズニック夫妻の寄付により、また研究所のほうはセメル夫妻の寄付により、今の名前になりました。

リバーマン：生活技能訓練（SST）の生みの親

精神科のリバーマンは日本でも有名です。統合失調症に対する生活技能訓練（ソーシャルスキル訓練、SST）のパイオニアで、日本に何回も来てSSTの普及に努めました。

ロバート・リバーマン（1937年〜）は、ハーバード大学で精神医学の訓練を受け、1970年からUCLA精神科の教授をしています。統合失調症の「ストレス－脆弱性－対処－力量」モデルを作り、それをSSTの基礎としています。1970年頃から、リバーマンらは、「対人的効果訓練」をはじめました。『生活技能訓練基礎マニュアル』（安西信雄監訳、創造出版）はこの方法をまとめたものです。1964年にアメリカでは、ケネディ教書が出されて、脱施設化運動がはじまりました。しかし、退院が促進されても、地域に戻った患者さんたちの生活の質がよくないことが問題となりました。そこで、リーバーマンたちは、SSTの方法を慢性精神病の患者へと広げました。そして「自立生活技能訓練プログラム」を作りました。

リバーマンのモジュール化されたSSTの方法は、世界に普及しました。SSTは、認知行動療法の一領域でもあります。

日本にSSTが定着したのも、リバーマンの影響でした。リバーマンは何回も来日して精力的にワークショップや講演をおこない、日本の精神医療界への普及をはかりました。こうして、1994年に、SSTは診療報酬として点数化され、保険医療の対象になりました。

日本にもリーバーマニアを生んだリバーマン

リバーマンのワークショップは定評があり、「リーバーマニア」というファンがたくさんいます。

1988年、リバーマンは東京大学精神科でのワークショップにおいて、SSTを実演しました。これを見た人々は、リバーマンは「臨床家として信頼できる」と感じ、「SSTの有用性を納得した」ということです。このときの様子は、『精神科リハビリテーション（Ⅰ）援助技法の実際』（伊藤順一郎・後藤雅博・遊佐安一郎編、星和書店）の安西論文や、『わかりやすい生活技能訓練』（東大生活技能訓練研究会編、金剛出版）の宮内序文に生き生きと描かれています。

2004年にも、神戸で開かれた世界行動療法認知療法会議（WCBCT）で来日して、ワークショップを開きました。このワークショップはとにかくわかりやすく、エクササイズの入れ方も絶妙でした。この大会でも、リーバーマニアになった人がたくさんいたようです。

邦訳された著書には、ほかに『精神障害者の生活技能訓練ガイドブック』（池淵恵美監訳、医学書院）や、『リバーマン実践的精神科リハビリテーション』（安西信雄・池淵恵美・宮内勝訳、創造出版）があります。

UCLA精神科の心理学者グリーンとネクターライン

UCLAの精神科は、アメリカ心理学会認定の臨床心理士のコースになっていて、心理学者もたくさんいます。とくにグリーンとネクターラインは統合失調症の研究で有名です。精神科には精神病部門があり、5つの研究室からなりますが、グリーンとネクターラインを含め、そ

のうちの3つは心理学者が主宰するものです。

マイケル・グリーンは、コーネル大学において神経心理学の博士号をとり、UCLAの教授となりました。統合失調症の神経心理学研究をおこなっています。統合失調症に本質的なのは、認知障害であり、妄想などの陽性症状よりも、社会的適応と関連することを主張しています。

また、キース・ネクターラインはミネソタ大学で心理学の博士号をとり、UCLAの教授となりました。統合失調症の心理学研究をおこなっています。

統合失調症の神経心理学研究については、国立精神衛生研究所（NIMH）(p.175) から多額の研究費が出ており、UCLAやハーバード大学など7大学の研究者がCOGSという共同研究をおこなっています。このグループは統合失調症の治療効果をはかるMATRICSというアセスメント・キットを開発しています。グリーンとネクターラインはその中心として活躍しています。日本にはこうした実力のある臨床心理学者は少なく、今後育てていかなくてはなりません。

南カリフォルニア大学のロマネスク建築

地下鉄ブルー線のグランド駅から20分ほど歩くと、南カルフォルニア大学（USC）があります。1880年に創設された私立大学で、学

写真6.9　南カリフォルニア大学のロマネスク様式（マッド・ホール）
University of Southern California
所　Los Angeles, CA 90089
http://www.usc.edu

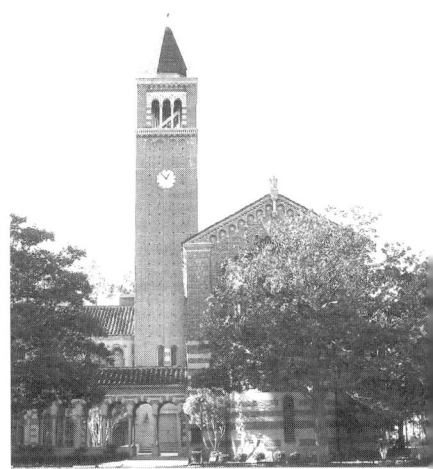

生数3万3000名、教職員数1万2000名です。このユニバーシティ・パーク・キャンパスのほかに、健康科学キャンパスなどいくつかに分かれています。

　キャンパスのまわりは鉄柵で囲まれていて、8つの入口があります。いくつかの入口は常時開いていて、キャンパスの中に自由に入れます。USCの建物は赤いレンガのロマネスク様式で統一されていて、優雅で落ち着いています。 写真6.9 は哲学科が入っているマッド・ホールです。

多くの心理学者を輩出した心理学科

　キャンパスの西側にシーリー・マッド・ビルという高層ビルがあります（ 写真6.10 ）。このビルの中に心理学科があります。

　現在の心理学科は、いくつかの研究グループに分かれています。臨床心理学のグループは心理学サービス・センターを作って、アセスメントや心理療法を提供しています。USCは、有名な心理学者を多く輩出してきました。

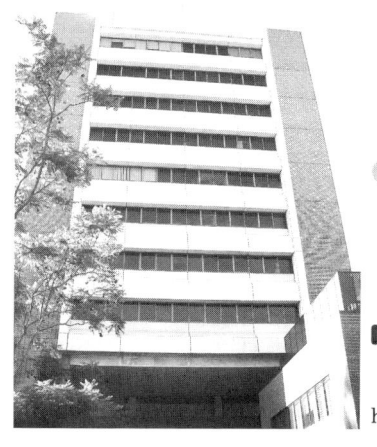

写真6.10　南カリフォルニア大学の心理学科があるシーリー・マッド・ビル
Department of Psychology, University of Southern California
所　Seeley G. Mudd Building 501
3620 South McClintock Ave., Los Angeles, CA 90089-1061
http://college.usc.edu/psyc

ギルフォードの計量心理学：YGテストの源流

最も有名なのは、ギルフォードでしょう。ジョイ・ギルフォード(1897～1983年)は1940年から30年間、この大学の教授をつとめました。彼は、パーソナリティと知能という目に見えない心理機能をどのように測定し、その個人差をどのように構造化するかという仕事に一生を捧げました。因子分析という手法を武器として、パーソナリティと知能を構造化し、どの教科書にも引用される偉大な業績を上げました。アメリカのギルフォードとイギリスのアイゼンクは、この分野の両巨頭です。

ギルフォードはみずからのパーソナリティ理論にもとづいて、「ギルフォード人格目録」という質問紙法の性格テストを作りました。このテストを日本に紹介しようとしたのが京都大学教授の矢田部達郎(1893～1958年)でした。彼は、同僚の園原太郎と弟子の辻岡美延との共著で「矢田部・ギルフォード・テスト」を作りました。このYGテストを完成させたのは辻岡美延(関西大学名誉教授)です。ちなみに、矢田部達郎は戦後の心理学者に人気のあった学者で、『矢田部達郎著作集(全10巻)』が培風館から出ています。

矢田部・ギルフォード・テストは、パーソナリティを12本のモノサシで測ろうとするもので、日本の臨床心理学ではいまだに使われています。しかし、12本のモノサシが独立かどうかについては批判があり、現在の欧米の心理学では、5本のモノサシで十分であるという性格5因子理論(ビッグファイブ)が主流になっています。

また、ギルフォードは、知能についても因子分析法を用いて調べました。彼は、人間の知能を、①情報の操作5種、②情報の種類4種、③情報の生産物6種に分け、すべて組み合わせると、$5 \times 4 \times 6 = 120$個の知能の因子がある、と構造化しました。この説は多くの心理学の教科書にも取り上げられ、のちの研究に大きな影響を与えました。USCの教育図書館には、日本の団体が贈ったギルフォードの銅像があります。

デビソン：科学的な精神病理学の確立

この学科で有名な臨床心理学者はデビソンです。ジェラルド・デビソン（1939年～）は、スタンフォード大学で博士号をとり、ニューヨーク州立大学ストーニー・ブルック校の教授をへて、1979年にUSCの心理学科の教員となり、臨床心理学の主任もつとめました。のちにUSCの心理学科の教授となり、2006年の定年までつとめました。定年とともにUSCの老年学部へ移り、そこの学部長をしています。

デビソンの専門は異常心理学・精神病理学で、科学的な精神病理学を確立したことで高く評価されています。2006年には、アメリカ心理学会の臨床心理学部会（第12部会）の会長をつとめました。デビソンがニール（ニューヨーク州立大学ストーニー・ブルック校教授）とともに書いた『異常心理学』は、科学的な異常心理学の教科書としてアメリカの大学の定番となり、版を重ねています。私も学部の演習でこの本を使っており、いつかこのような教科書を自分でも書いてみたいと思っています。この教科書は各国で翻訳され、日本でも第6版が『異常心理学』（村瀬孝雄監訳、誠信書房）として、さらに第9版が『テキスト臨床心理学（全5巻・別巻1）』（下山晴彦編訳、誠信書房）として翻訳されました。

また、デビソンは行動療法家としても有名で、行動療法促進学会の会長をつとめ、2003年にはこの学会の生涯業績賞を受賞しました。この年にボストンで開かれた行動療法促進学会の授章式に出たら、デビソンが受賞していました。デビソンは130点以上の著書や論文を書いていますが、ゴールドフリードとの共著『臨床行動療法』は引用されることが多く、「サイテーション・クラシック（引用回数の多い古典的文献）」に選ばれています。ベックらが立ち上げた認知療法アカデミー（p.89）の創立会員でもあります。

デビソンは現在、USCの老年学部長をしています。正式には、「USCデービス老年学学校」と呼ばれます。老年学（ジェロントロジー）とは、加齢にかかわるいろいろな問題を学際的に研究し、高齢者の生活の質を高める学問領域です。教員15名、学部学生50名、大学院生130名という小さな所帯ですが、1975年に作られた、世界で最初の老年学の学部で

メドニック：統合失調症のハイリスク研究

この学科の名誉教授となった有名な臨床心理学者にメドニックがいます。サーノフ・メドニックは、ミシガン大学教授や世界保健機関のコンサルタントなどを経て、1977年からUSCの教授となりました。

メドニックは、統合失調症の研究で有名です。彼は、1962年から1992年まで、デンマークのコペンハーゲンの心理学研究所の主任をつとめ、「コペンハーゲン・ハイリスク・プロジェクト」の責任者でした。これは、統合失調症のハイリスク児207名を追跡調査する研究です。統合失調症の原因を調べる際に、過去にさかのぼる回想的な研究には限界があります。どうしても前向きな（プロスペクティブ）研究が必要です。メドニックは、統合失調症の原因を調べるために、コペンハーゲンという保険体制が整った都市におもむき、そこで30年にわたる追跡調査をおこないました。気の遠くなるような地道な研究です。

また、パーソナリティ障害を研究しているのが教授のエイドリアン・レインです。彼はイギリスのオクスフォード大学で心理学の博士号をとり、1987年にUSCに移りました。彼は、反社会性パーソナリティ障害や統合失調型パーソナリティ障害などについて、神経心理学や脳画像学や心理学などの多方面から総合的に研究してきました。彼らが作った「統合失調型パーソナリティ質問紙（SPQ）」は、私の研究室でもよく使っています。

哲学と脳科学の対話：ダマシオ

USCの心理学科で有名な研究者として、神経科学者ダマシオがいます。

アントニオ・ダマシオ（1944年～）はポルトガル生まれで、リスボン大学医学校で医学を学び、博士号をとります。その間に、アメリカのボストンの失語症研究所でゲシュビンドの指導を受けました。1975年にアメリカに渡り、アイオワ大学の神経学科の教授となりました。2005年に

USCの教授として呼ばれました。

ダマシオが1994年に出版した『デカルトの誤り』は世界的なベストセラーとなりました。この本で、ダマシオは「ソマティック・マーカー仮説」を提示し、感情というものが社会的認知や意思決定において重要な役割を果たすことを定式化しています。哲学的な意味をもつすばらしいタイトルですが、邦訳は『生存する脳』（田中三彦訳、講談社）となってしまい、読者をがっかりさせました。1999年には、第2作『無意識の脳 自己意識の脳』（田中三彦訳、講談社）を発表しました。また、2003年には第3作『スピノザを捜して：喜び、悲しみと感じる脳』を出版し、17世紀オランダの哲学者スピノザの心身論と感情論を再評価しました。この邦訳は『感じる脳 情動と感情の脳科学 よみがえるスピノザ』（田中三彦訳、ダイヤモンド社）です。

オリンピックに最も近い大学

USCは、スポーツが盛んなことでも有名です。大学のホームページによると、1912年以来、USCの出身者は毎回のオリンピック大会で金メダルをとっています。このような大学は世界でもひとつしかないということです。これまでにUSC出身者がとった金メダルは121個です。日本のこれまでの金メダル数は123個で、これに匹敵するのですから驚きます。

それもそのはずです。大学のキャンパスの向かい側はオリンピック競技場なのです。大学の南にはエクスポジション公園があり、中にメモリアル・コロシウムがあります。これまで1932年と1984年の2回、ロサンゼルスでオリンピックが開かれ、いずれもこのコロシアムが使われました。コロシアムは、ふだんは南カリフォルニア大学のアメリカン・フットボール・チームが使っています。オリンピックのためにこれだけ環境が整っている大学も珍しいでしょう。

ちなみに、1984年のロサンゼルス五輪といえば、1980年モスクワ大会の西側世界ボイコットに対抗して、東側世界がボイコットするという異例の大会でした。モスクワ大会に参加できなかった柔道の山下泰裕選手が、

この大会でやっと金メダルをとりました。決勝戦で、エジプトの選手が山下選手のケガをした右足をあえて狙わなかったという美談を生みました。開会式では、ロケットマンが空から飛んできて着地したのが印象的でした。

ミシュランの★★　エクスポジション公園

エクスポジション公園の中には、ほかにもいろいろな施設があります。カリフォルニア科学センターは変わった形のビルで、子どもの興味を引くようになっています。外に宇宙船が飾ってあります。また、建物の前の広場には、本物の旅客機DC-8の機体が空中に飾られています。実際に使っていた機体を巨大な台の上に飾っているのです（ 写真6.11 ）。何十メートルもあるプラモデルのようです。さすがにテーマパークの地だけのことはあります。

ほかにも、自然史科学館やカリフォルニア・アフリカン・アメリカン博物館があります。バラ園もあります。ガイドブックには載っていませんが、たくさんの人でにぎわっています。私が行ったときには、バラ園の中で結婚式をしていました。エクスポジション公園は、ミシュランでは二つ星となっています。

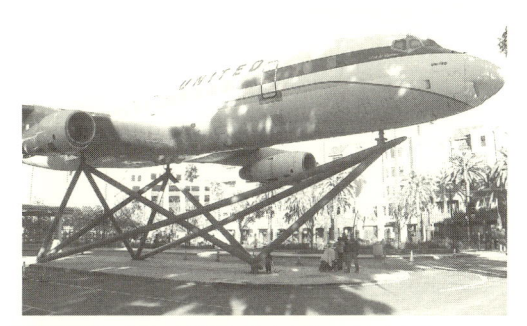

写真6.11　本物の飛行機が空中に飾ってあるカリフォルニア科学センター

California Science Center
所　700 Exposition Park Drive, Los Angeles, CA 90037
http://www.californiasciencecenter.org

USC精神科のシミュレーション教材

USCの健康科学キャンパスは、ロサンゼルスの西部にあります。ここには、医学校と薬学校があります。

USCといえば、精神科関係で仕事をしている人ならば、精神科患者シミュレーションのビデオを思い出すでしょう。精神医学の診断面接の訓練のためのシミュレーションの映像教材で、邦訳は『シミュレーションによる精神科患者インタビュー（全12巻）』（高橋良・高橋三郎・本多裕日本語編集、ヘスコ・インターナショナル）というタイトルでした。USCの精神科と医学教育科が共同で監修したものです。統合失調症（当時は「精神分裂病」という訳語でした）や、大うつ病、パニック障害など12名の患者の面接シーンが収録されていました。精神医学の教育用の視聴覚教材のはしりともいうべきものです。このビデオは、アメリカ精神医学会の診断基準DSM-Ⅲに準拠していて、DSM-Ⅲでの診断が解説されています。また、付録として診断用シートなどもついており、自分の診断が正しいか、チェックできるようになっています。当時は、1980年にDSM-Ⅲが発表され、爆発的に普及しはじめた時期でした。DSMの操作的診断基準とはどういうものか、日本でも多くの精神科で勉強会が開かれました。こうした時期に発表されたビデオだったので、DSM-Ⅲに対する興味とともに、このビデオもよく用いられました。

患者役をするのは俳優で、実際の面接をよく研究して演じていました。出てくる精神科医や心理学者は実際のUSC精神科のスタッフです。USC精神科のジョン・スニップ、ワーナー・ジョンソン、レオナルド・エバンスといった監修者が実際に出演していたようです。当時は精神医学や臨床心理学の視聴覚教材も少ない時代でしたし、また教育用としてはよくできていたので、診断面接の訓練のためにこのビデオを見た方も多いのではないでしょうか。ほかにも、USC精神科が監修した映像として『老年期痴呆患者インタビュー』（長谷川和夫・松下正明日本語編集、ヘスコ・インターナショナル）も出ています。

パデスキー：認知行動療法の研修の第一人者

　ロサンゼルスの太平洋側には多くの砂浜があります。市の南には、ハンティントン・ビーチ、ニューポート・ビーチ、ラグナ・ビーチなどが続いています。このうちハンティントン・ビーチは「サーフシティ」と呼ばれ、サーフィンの本場となっています。

　ここにパデスキーの認知療法センターがあります。クリスティン・パデスキーは、エール大学とUCLAで学び、アーロン・ベック（p.87）のもとで認知療法を学びました。南カリフォルニアに認知療法とその訓練ができる場所を作っては、というベックの勧めにより、1983年にムーニーとともに認知療法センターを作りました。センターはハンティントン・ビーチにありますが、詳しい住所は公開されていません。

　パデスキーは、認知療法の研修の世界的第一人者です。認知療法が普及するためには、よい臨床家が育つことはもちろんですが、研修やスーパービジョンのよき指導者が育つことが大切です。アメリカでは、研修会（ワークショップ）がさかんにおこなわれており、パーソンズやジュディス・ベックなど、何人かの指導者が頭角をあらわしています。その中で最も有名なのがパデスキーです。彼女は、臨床心理士や精神科医などの専門家を対象としたワークショップをこれまで300回以上も開いてきました。パデスキーのワークショップは、豊富な臨床経験に支えられており、内容がわかりやすく、きめ細かく説明してくれるので、人気があります。認知療法センターのホームページには、これまでのワークショップの記録が載っています。

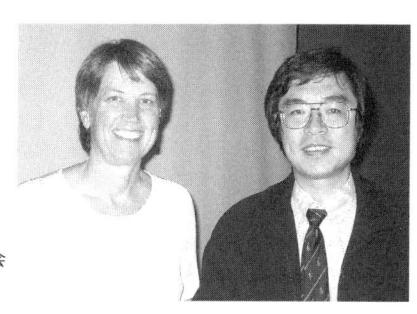

写真6.12　行動療法促進学会でパデスキーと

日本でも、2009年に、横浜心理相談センターの招きにより、京都で彼女のワークショップが開かれました。

パデスキーのワークショップに参加した人は世界中で3万5000名を超えます。私もそのひとりで、2002年にリノで開かれた行動療法促進学会でパデスキーのワークショップに参加しました。 写真6.12 はそのときのものです。2002年に、私はパデスキーやウェルズといった一流の研修家のワークショップを聞くことができ、日本に認知行動療法のワークショップを広めたいと強く思うようになりました。それが東京認知行動療法アカデミーの設立（p.89）につながっています。

認知行動療法で最も影響力の大きい本

パデスキーがグリーンバーガーと書いた『マインド・オーバー・ムード：考え方を変えて感じ方を変える』は認知療法の自習書として広く使われており、高く評価されています。この本は、英国認知行動療法学会の投票で、「最も影響力の大きい出版物」に選ばれました。世界各国で翻訳されており、日本でも邦訳されました（『うつと不安の認知療法練習帳』グリーンバーガーとパデスキー著、大野裕・岩坂彰訳、創元社）。さらに、この本の治療者向けのガイドである『うつと不安の認知療法練習帳ガイドブック』も邦訳されています（パデスキーとグリーンバーガー著、大野裕・岩坂彰訳、創元社）。また、ベックとフリーマンが書いた『人格障害の認知療法』（井上和臣監訳、岩崎学術出版社）においてもパデスキーは協力しています。アメリカで認知行動療法がこれほど普及したのは、パデスキーのような研修家が活躍したからでもあります。

パデスキーは大学院での研修にも力を入れ、1988年から2003年まで、カリフォルニア大学アーバイン校の精神科の臨床助教授をつとめました。

このような数々の活動が認められて、2007年にパデスキーは認知療法アカデミーからベック賞を与えられました。アカデミーは毎年、認知療法の分野に最も貢献した人にベック賞を与えています。これまで、バーロウ、クラーク、サルコフスキス、ハイムバーグ、ホロンといった名だた

る認知行動療法家に与えられています。2007年にフィラデルフィアで開かれた認知行動療法学会において授賞式があり、ベックとパデスキーの対談がおこなわれました。そこに、イギリスのデイビッド・クラークも参加し、鼎談(ていだん)となりました。英米の認知行動療法の第一人者と研修の第一人者が同じ壇上で話すのは壮観でした。

7 サンフランシスコ *San Francisco*

医学の街サンフランシスコ

　サンフランシスコは季候もよく、自然に恵まれた美しい街です。いろいろな文化が花開いた街で、アカデミックな見所がたくさんあります。意外に知られていませんが、サンフランシスコは、ニューヨークと並んで、医学の街でもあります。カリフォルニア大学サンフランシスコ校は、この大学でただひとつの医学系の分校です。この大学の病院がサンフランシスコ市内に分散しています。また、西のオークランドには、カリフォルニア大学バークリー校があります。こうした見所を回ってみましょう。

▼**サンフランシスコの３つの乗り物**

　サンフランシスコは人口約75万人で、西海岸ではロサンゼルスにつぐ第2の都市です。

　サンフランシスコは半島の突端にできた街で、 地図12 に示すように、西側は太平洋、東側はサンフランシスコ湾です。市の北端と対岸のサウサリート地区は、金門橋（ゴールデンゲート・ブリッジ）でつながっています。また、市の西端と対岸のオークランドは、ベイブリッジでつながっています。

　街を歩くためには、市内の交通手段を知っておく必要があります。 地図12 に示すように、市内にはいろいろな乗り物があります。便利なのはBARTとミュニメトロです。

　BARTとは、ベイ・エリア・ラピッド・トランジッドの略で、湾岸高速鉄道のことです。サンフランシスコ国際空港を起点として、サンフランシ

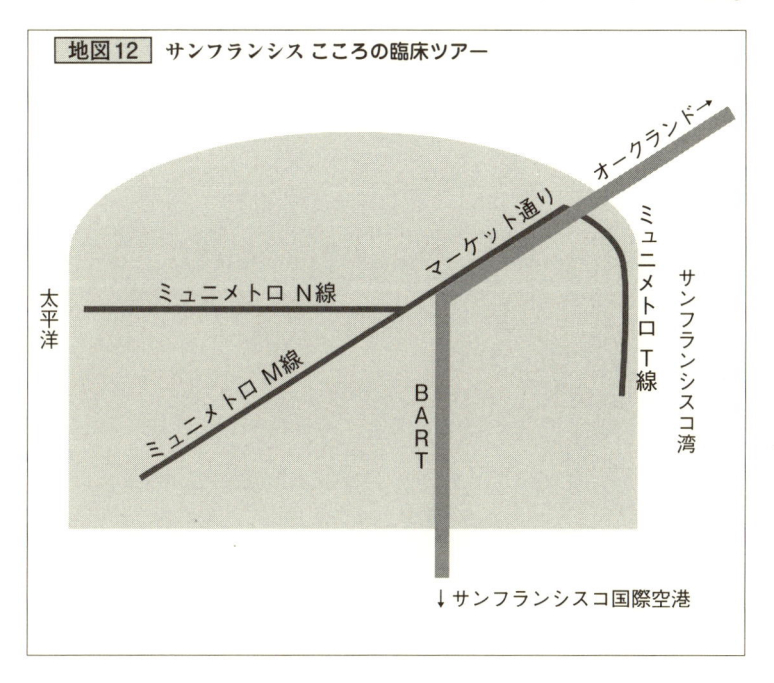

地図12 サンフランシ こころの臨床ツアー

- 太平洋
- ミュニメトロ N線
- ミュニメトロ M線
- マーケット通り
- オークランド→
- ミュニメトロ T線
- サンフランシスコ湾
- BART
- ↓サンフランシスコ国際空港

スコ市内やバークリーなどのサンフランシスコ湾を結びます。サンフランシスコの西端から対岸のオークランドへは、BARTに乗って渡ることもできます。アメリカの大都市で、空港と市内をこれほど便利に結んでいる鉄道はないでしょう。速いし、料金も高くありません。アメリカでは空港から都市へのアクセスに苦労することが多いのですが、サンフランシスコでは悩まないですみます。空港に行くときも便利で、列車を降りるとすぐに国際線カウンターがあります。車内も広々としていて、スーツケースを置く場所もあります。市内のマーケット通りにBARTの駅がいくつかあります。

　ミュニメトロとは地下鉄ですが、路面電車（トラム）が地下を走っている感じです。車体も小さく、2両編成です。長いホームの端に止まるので、電車が来るとホームの端まで走っていって乗り込まなければなりません。ミュニメトロのすべての線はマーケット通りを走ります。マーケット

通りから南下すると、F線、J線、K線、L線、M線、N線の7つに分かれます。マーケット通りの区間（ヴァン・ネス駅まで）は地下を通っていますが、そこを過ぎると地上に出て、トラムとなります。一方、マーケット通りを北上する線は、エンバーカデロ駅で、南へ行くT線・N線と、北へ行くF線に分かれます。ミュニメトロに乗るには、パウエル通り駅のケーブルカーのチケット売り場でミュニ・パスポート（一日券）を買っておくと便利です。

6つのキャンパスをもつUCSF

表6.1（p.188）に示すように、カリフォルニア大学は10校の分校からなり、サンフランシスコ校（UCSF）はそのひとつです。

カリフォルニア大学のほかの分校が文理にわたる総合大学であるのに対して、UCSFは、医学、歯学、薬学、看護学といった医学系の大学院だけの大学です。学生数は4500名ほどで、カリフォルニア大学では2番目に少ないようです。教員は約1700名です。

UCSFは、サンフランシスコ市内にたくさんのキャンパス（病院）をもっています。主なものは 表7.1 に示す6つです。

これらのキャンパスは、 地図13 に示すように、サンフランシスコ市内に散らばっています。以下、これらのキャンパスを順番に回ってみましょう。サンフランシスコが医学都市であることが実感できます。

表7.1　カリフォルニア大学サンフランシスコ校
（UCSF）の6つのおもなキャンパス

1. パルナサス・キャンパス
2. サンフランシスコ総合病院キャンパス
3. ミッション・ベイ・キャンパス
4. マウント・ザイオン・キャンパス
5. ローレル・ハイツ・キャンパス
6. 退役軍人医療センター・キャンパス

地図13　カリフォルニア大学サンフランシスコ校（UCSF）のキャンパス

① パルナサス・キャンパス
② 24丁目ミッション／サンフランシスコ総合病院キャンパス
③ USCFミッション・ベイ・キャンパス
④ マウント・ザイオン・キャンパス
⑤ ローレル・ハイツ・キャンパス
⑥ 退役軍人医療センター・キャンパス

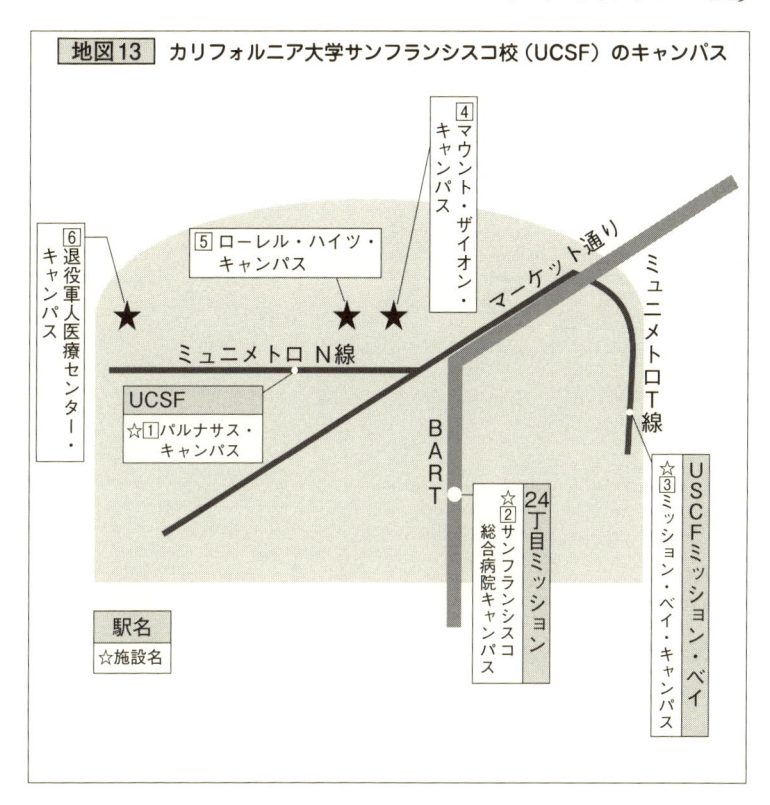

ミュニメトロN線、ミュニメトロT線、マーケット通り、BART

駅名
☆施設名

車がなければたどり着くことすらできない病院

　ず、パルナサス・キャンパスです。ここはUCSFの中心であり、4つの学校すべてがあります。教育病院であるUCSF医療センターをもち、UCSF最大のキャンパスです。

　パルナサスへ行くには、ミュニメトロN線に乗り、UCSF駅で降ります。ミュニメトロN線は地上に出るとトラムになりますが、駅名のアナウンスもなく、駅（というより停留所）には表示もなく、不親切です。

　UCSF駅はアービング通りにあります。アービング通りには駐車場ビルがあり、このビルのエレベーターで、上のパルナサス通りまであがりま

す。アービング通りが1階で、パルナサス通りは8階にあたります。

　私が最初に訪ねたときは、このエレベーターの存在を知らず、アービング通りからパルナサス通りまで、坂道を歩いて登りました。8階分の高さを50メートルも登らなければなりません。急斜面なので、息切れして、途中で何度も立ち止まって休みました。とても病人が歩いて登れる坂ではありません。車椅子で登るのも無理でしょう。通院するだけで患者を苦しめる病院というものがあるでしょうか。サンフランシスコが坂道の街であることは有名ですが、これほど急な坂とは思いませんでした。この病院は、車で通院することを前提に作られているわけです。自動車がなければ病院にたどり着くことすらできないことに驚かされます。

　駐車場ビルにエレベーターがあることを知ったのは、上に着いてからでした。自動車を利用しない人は、エレベーターの存在に気がつくわけがありません。

巨大なパルナサス・キャンパス

　パルナサス通りの両側には大きなビルが林立しており、病院街をなしています。

　パルナサス通りの南側には、UCSF医療センターの本館があります

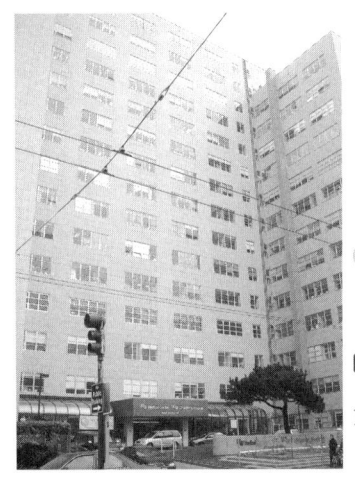

写真7.1　パルナサス・キャンパスのUCSF医療センター
University of California, San Francisco, Parnassus Campus
所 505 Parnassus Ave., San Francisco, CA 94143
http://www.ucsf.edu

(写真7.1)。巨大な高層建築です。このビルの6階と7階がUCSF小児科病院になっています（180床）。

入口を入ると小さな待合室があり、ギフト・ショップなどが並んでいます。あまり広いスペースではありません。

本館の東側には、医科学ビル、臨床科学ビル、看護学校のビル、大学ホール、歯学校のクリニックビルなどがずらりと並んでいます。

本館の向かいの外来ケア・センターの前には、ヒポクラテスの石膏像が建っています（ 写真7.2 ）。

本館の向かいには駐車場ビルがあります。入口の道には、二重ラセンの模様が描かれていました。また、駐車場ビルの壁には、メキシコ風の壁画が大きく描かれています（ 写真7.3 ）。

駐車場ビルはテラスになっています。私が行ったときは、サンフランシスコ名物の霧がかかっていて、よく見えませんでしたが、晴れていれば、たぶん太平洋も見渡せるでしょう。前述のように、この駐車場ビルのエレベーターで、ミュニメトロN線が通るアービング通りまで下りられるようになっています。

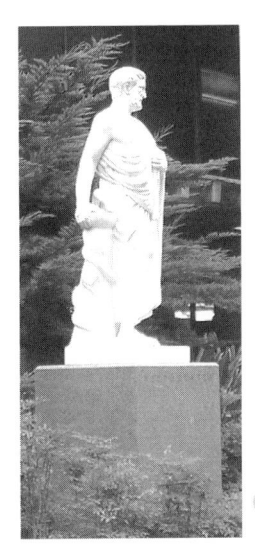

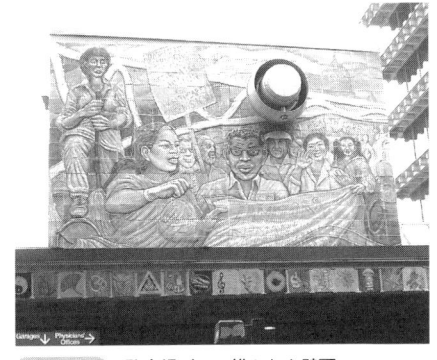

写真7.3　駐車場ビルに描かれた壁画

写真7.2　外来ケア・センターの前に建つヒポクラテス像

駐車場ビルの西側にはカルマノヴィッツ図書館があります。入口には、盆栽が地球の上に乗っているオブジェが飾ってあります。その横に「フライト・アテンダント医学研究所ガーデンテラス」があります。フライト・アテンダントが作ったNPO団体が寄付して建てたと書いてあります。展望台になっていて、すぐ北のゴールデンゲート公園が見渡せます。

その隣りはフード・コートのビルです。カフェ、レストラン（パンダ・エキスプレス）、会議センターなどが入っていました。UCSF大学ストアもあって、UCSFグッズをたくさん売っていました。地下では、ATMやトイレなども利用できます。

UCSFの精神科

UCSF医療センターの本館の東側に、ラングレイ・ポーター精神医学研究所があります。オレンジ色と黄色の小さな建物です。パルナサス通りに面していますが、入口は奥まっています。

ラングレイ・ポーターは、1927年から1940年まで、医学校の校長をつとめた小児科医です。彼は、州の精神衛生局と共同で精神科の建物を作りました。1942年に完成した建物は、ラングレイ・ポーター・ビルと名づけられました。これに先だって、1941年に、パルナサス・キャンパスに精神科が作られました。のちに、この建物に精神医学研究所が作られました。

今でも、この建物は精神科の外来と病棟です。外来は、小児も含めて年に2万名の患者があります。また、成人の入院施設（22床）があり、年に750名の入院があります。心理療法や家族療法などもおこなわれます。

UCSFで活躍する心理学者

UCSFの精神科は、アメリカ心理学会が認定する臨床心理士のコースになっています。責任者をつとめるのはムーニョです。

リカルド・ムーニョは、スタンフォード大学を出て、オレゴン大学で臨床心理学の博士号をとり、うつ病の認知行動療法や禁煙プログラムの研究をしています。現在は、UCSF精神科の心理学教授をつとめています。仕

事場は、サンフランシスコ総合病院（p.220）にあり、そこでラテン系アメリカの精神衛生プログラムを担当しています。邦訳された共著に『うつのセルフ・コントロール』（レウィンソン、ヤングレン、ムーニョ、ツァイス著、熊谷久代訳、創元社）があります。

　また、UCSFの精神科教授として長年活躍した心理学者はエクマンです。ポール・エクマン（1934年〜）はシカゴ大学を出て、アデルファイ大学で臨床心理学の博士号をとり、1960年にUCSFのラングレイ・ポーター精神医学研究所につとめて教授となり、2004年の定年まで40年以上ここで仕事をしました。顔の表情や表情認知について研究し、基本的表情（喜び，驚き，恐れ，悲しみ，怒り，嫌悪）は文化を越えて人間に普遍的なものであるとしました。エクマンの著書は『顔は口ほどに嘘をつく』（菅靖彦訳、河出書房新社）など数冊が邦訳されています。エクマンのホームページによると、"Lie to Me"というテレビドラマの主人公ライトマンのモデルとなったそうです。また、UCSF退職後は、ポール・エクマン・グループという会社を立ち上げて、適切な感情表現を訓練する機器を開発したり、国家安全保障のための研究をおこなったりしているということです。

ゴールデンゲート公園

　パルナサス・キャンパスのまわりには、いろいろな見所があります。ミュニメトロN線のUCSF駅のあるアービング通りから北へ歩くと、ゴールデンゲート公園があります。

　ゴールデンゲート公園の中には、カリフォルニア科学アカデミー、日本庭園、サンフランシスコ植物園、デヤング美術館などがあります。公園は、ミシュランの旅行ガイドブックでは三つ星で推薦されています。科学アカデミーは二つ星、日本庭園も二つ星で推薦されています。ゴールデンゲート公園は東西に5キロにわたる広大な敷地なので、歩いてすべてを回ることはできません。

　公園の入口にはケザー・スタジアムがあります。ここは、以前はアメリカン・フットボールのサンフランシスコ・フォーティナイナーズの本拠地

でした。映画『ダーティハリー』(1971年)では、このスタジアムでクリント・イーストウッドが凶悪犯を追いつめる印象的なシーンが出てきます。ケザー・スタジアムは1989年に取り壊され、その後、多目的競技場として再建築されました。

公園内にはカルーセル(回転木馬)もあり、親子連れが多く歩いています。しかし、ホームレスの姿も見られ、夜ここを歩くのは怖いでしょう。

サンフランシスコ総合病院の中に入る

次に、UCSFの第2のキャンパスであるサンフランシスコ総合病院を訪ねてみましょう。

地図13 に示すように、BARTに乗り、24丁目ミッション駅で降ります。東へ15分ほど歩くとポトレロ通りがあり、そこに病院があります。ポトレロ地区はメキシコ系の人たちが多く住んでおり、この病院の患者もメキシコ系の人が多いということです。

この病院は、1855年に作られたサンフランシスコ市郡病院がもとになりました。市郡病院はサンフランシスコ最初の病院で、1873年にカリフォルニア大学医学科ができる前からありました。カリフォルニア大学医学科の学生は、この市郡病院で臨床実習を受けていました。場所は市の中心部にありましたが、しだいに狭くなったため、1872年に郊外に移りました。そして、名称をサンフランシスコ総合病院と変えました。この年をもって、この病院の創設とされます。UCSF医学校の教育病院であることは変わりません。

250床の病院で、市の資金で運営されていますが、すべての医師はUCSFの教員です。

この病院には外傷センターがあり、重度外傷の患者が年間3000名以上運ばれてきます。また、エイズ患者の特別ケアユニットをはじめて作った病院としても有名です。

ポトレロ・ヒルという丘のゆるい斜面をなす広大なキャンパスに、たくさんのビルが建っています。

ポトレロ通りの正門を入ると階段があります。それをのぼると小さな広

場になっており、真ん中に花壇があります。花壇には、ハート型の黄色のオブジェが飾ってあります。東洋風の人体が描かれた派手なオブジェで、少し気味が悪いです。

その正面に本館があります（ 写真7.4 ）。本館の入口を入ると広いロビーになっていて、壁画が飾られています。ハート型のオブジェも飾られています。売店やトイレなども利用できます。本館の南側には、救急や「精神科緊急サービス」の入口もあります。

キャンパスの南西のポトレロ通り側には、古典的なレンガ造りの建物が並んでいます（ 写真7.5 ）。とくに真ん中の4つのビルは、5階建てのレンガ造りで、統一がとれています。レンガ造りの建物としては、サンフランシスコで最も高いビルです。

写真7.4 サンフランシスコ総合病院の正面入口
San Francisco General Hospital
所 1001 Potrero Ave., San Francisco, CA 94110
http://medschool.ucsf.edu/sfgh

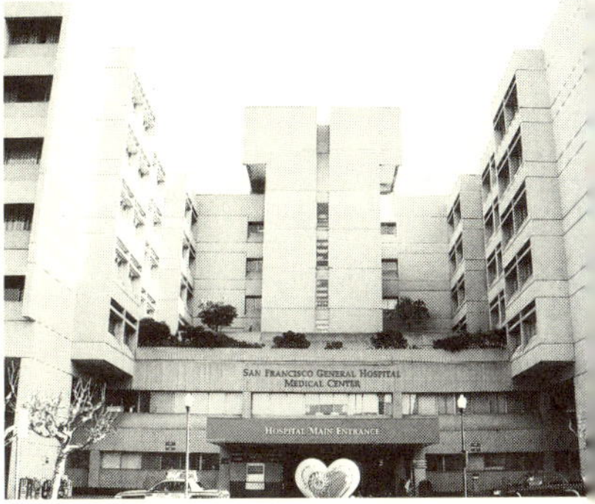

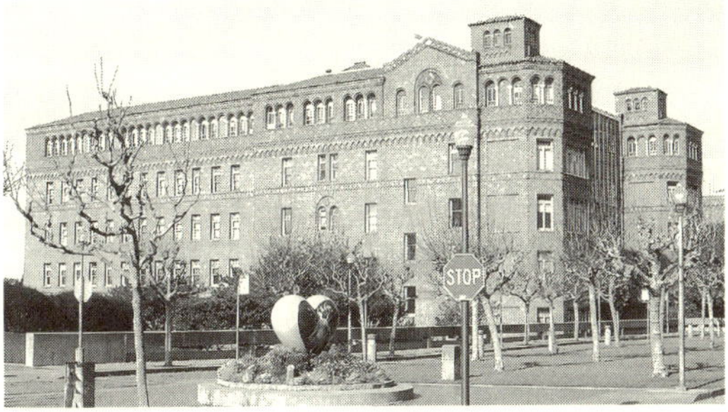

写真7.5 サンフランシスコ総合病院のレンガ造りの病棟

キャンパスの中央には、UCSFのキャンパスを結ぶシャトルバスの乗り場があります（残念ながら、関係者以外は利用できません）。

敷地の北側には、カリフォルニア市郡の公衆衛生局があります。赤いアーチ型の門を通って入ると、公衆衛生学局のビルがあります。

土地柄を反映した精神科の仕事

さらに北へ行くと、精神衛生（メンタルヘルス）の2階建ての清潔なビルがあります（ 写真7.6 ）。入口の横に、クジラのオブジェが立っています。その奥に洞窟風の場所があり、奥まったところに祭壇があります。そこにはマリアの絵も飾ってあります。カトリックの影響が強いのでしょう。

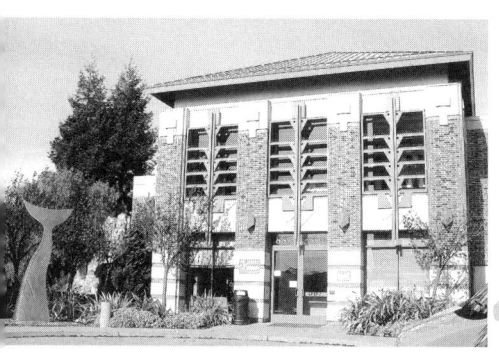

写真7.6　メンタルヘルスの建物。左側にクジラのオブジェ

この病院の精神科の入院ベッド数は65床です。このうち11床は司法ユニットで、犯罪を犯した人の精神的な治療をおこなう閉鎖病棟です。また、ベッドの一部は精神科救急医療のための短期入院施設です。年間5000名の入院があります。残りは、ドラッグや物質乱用の医学的・精神的ケアや、虐待された子どもの精神的ケアなどに使用されます。

この病院の精神科が扱う内容は、土地柄を反映しています。患者はメキシコ系やラテン系の人が多いので、そうした人種的マイノリティのための精神衛生プログラムが作られています。前述のUCSFの精神科教授ムーニョのオフィスは、この病院にありました。

ミッション・ベイ・キャンパス

UCSFの第3のキャンパスは、ミッション・ベイにあります。ミッション・ベイは、2003年から使われるようになった新しいキャンパスです。医学・生物学の基礎研究のための建物が主で、臨床用の建物はあまりありません。

　地図13 に示すように、ミュニメトロT線（路面電車）で行きます。このあたりはサンフランシスコ湾に面した港湾地ですが、空き地が多く、その中にビルが点在しています。UCSFミッション・ベイ駅で降ります。この駅は、ジーン・フレンド・ウェイと3丁目の交差点にあります。ジーン・フレンド（遺伝子の友達）というだけあって、駅には、黄色い塔に青い二重ラセンがまきついたオブジェが飾られています。

　駅の目の前にキャンパスがあります。駅からキャンパスの中央を東西に走るのが、ジーン・フレンド・ウェイです。キャンパス内には駐車場が多く、その間に高層ビルがまばらに建っています。まだ建築中のビルもあり、これからどんどんビルが建っていく予定とのことです。

　ジーン・フレンド・ウェイの北側には、学生用のアパートがあります。その北にあるのがヘレン・ディラー家癌研究ビルです。ディラー家は癌の治療と研究に多額の寄付をしており、パルナサスとマウント・ザイオン（p.225）の各キャンパスには癌治療センターがあります。ミッション・ベイにあるのは研究センターです。その西のロック・ホールは、ロック夫妻が2500万ドル（約25億円）を寄付してできた建物です。

　ジーン・フレンド・ウェイを西へ行くと、キャンパスの中央の広場があります。コレット広場です。広場の南には、バイアーズ・ホールがあります。これは生命科学系のベンチャー企業で大成功したブルック・バイアーズが寄付したお金でできました。その西に、ジェネンテック・ホールの巨大なビルがあります。生命工学のジェネンテック社が5000万ドル（約50億円）を寄付して建てたビルです。

コレット広場の西側にあるのがウィリアム・ラター・センターです。寄付者のウィリアム・ラターは、UCSFの生命化学・生命物理学科の元主任で、カイロン社の協同創設者でもあります。カイロン社は、バイオ医薬品・ワクチン・血液検査の3つの事業をしている生命化学の会社で、2009年にはインフルエンザ・ワクチンのことでメディアに多く出てきました。この建物の隣りには、斬新なデザインの駐車場ビルが建っています。

今はまだ研究用のビルばかりですが、将来は病院を作る計画です。現在のところパルナサス・キャンパスにある小児科病院と婦人科病院がここに移る予定です。大学のホームページでは、このキャンパスの将来図の映像が見られます。病院だけで16億ドル（1600億円）かかるとのことで、ホームページでは必死に寄付を集めています。このキャンパスが作られた2003年は、アメリカがちょうどバブルとマネーゲームに浮かれていた時期であり、何千万ドルをポンと寄付した大富豪がたくさんいました。そうした人々の名前がキャンパスの建物名につけられているわけです。しかし、バブルがはじけた現在、こんな巨大プロジェクトに果たしてお金は集まるのでしょうか。

山中教授も毎月訪れるグラッドストーン研究所

キャンパスの西側はオーウェンス通りですが、ここにグラッドストーン研究所があります。2004年にこの地に移ったばかりです。

この研究所は、実業家のグラッドストーンの遺産により、1979年に心臓血管病の研究を目的として作られました。その後、この研究所の目的は、1992年から「ウィルス学と免疫学」、1998年から「神経学的疾患」、2006年から「移植研究」というふうに、時代とともに変えられてきました。その時代の最先端のテーマに絞るために、研究所の名前をどんどん変えてきたわけです。この研究所は多くの生産的な仕事をして大きくなりました。常勤職員は、最初は数人でスタートしましたが、30年後の現在は500名近くに増えています。

基本的には私立の独立した研究所ですが、UCSFの連携機関となってお

り、この研究所の研究者はUCSFの職位をもっており、大学の教育や研究にも参加しています。

この研究所で1993年からポスドク時代をすごしたのが、京都大学教授の山中伸弥氏です（当時の研究所は別の場所にありました）。山中氏は、iPS細胞の研究で2009年のラスカー賞を受賞しました。2010年正月の「朝日新聞」のインタビューによると、山中氏は今でも1ヵ月に1週間はこのグラッドストーン研究所で仕事をして、世界からの情報収集につとめているということでした。

マウント・ザイオン医療センター：ユダヤ病院が起源

UCSFの第4のキャンパスは、マウント・ザイオンです。正式には、マウント・ザイオン医療センターと呼ばれ、パルナサスのUCSF医療センターの分院です。キャンパス全体で90床の入院機能をもっています。

マウント・ザイオンは、日本では「シオンの丘」と訳されます。「シオニズム」の語源となった丘です。ここからもわかるとおり、もともとはユダヤ人の病院でした。1887年に、サンフランシスコに住むユダヤ人43人が集まって、貧しいユダヤ人のための「マウント・ザイオン病院協会」を設立したのが最初です。この年には、マウント・ザイオン看護訓練学校も作られました。

今の地に本格的な診療所ができたのは1899年のことでした。サッター通りにあった木造の建物を当時の1万5000ドルで買ったそうです。その後、病院は順調に発展を続けました。

ユダヤ人が移民として貧しい時代には、ユダヤ人医師がユダヤ人のために安く診療するという意義がありました。しかし、アメリカでは、医師の中にユダヤ人の占める割合が非常に高いのです。とくにユダヤ人の移民が多いニューヨークやサンフランシスコではその傾向が強くなります。しだいにユダヤ人の経済力が上がって富裕層となり、ユダヤ人医師が増えてくると、彼らはとくにユダヤ人のために仕事をするという必要はなくなってきます。こうして、マウント・ザイオン病院はユダヤ人のための病院とい

うことではなくなりました。そして、1927年頃から、カリフォルニア大学との関係を深めていきました。1990年に、マウント・ザイオン病院は正式にUCSF医療センターと合併しました。これにより、大学がこの病院を経営し、病院の従業員は大学の職員となりました。

タイプA研究の発祥の地

マウント・ザイオン病院は、1933年に精神科サービスをはじめました。これはサンフランシスコで最初の精神科でした。1944年には、この精神科は財団の援助を受けて、第二次世界大戦からの帰還兵のリハビリテーションをはじめました。

1950年代半ばに、マウント・ザイオン病院の心臓病医師のフリードマンとローゼンマンが心臓病のリスク要因を研究していました。そして、タイプAと名づけた行動パタンが心臓病のリスク要因であるという論文を書きました。タイプA行動とは、競争的で野心的で、早口でしゃべり、他者に怒りや敵意をぶつけたりする、という行動です。タイプA行動の研究は、ここマウント・ザイオン病院ではじまったのです。

その後、フリードマンとローゼンマンは、サンフランシスコ湾岸のいくつかの施設と共同して、3500名もの健康な男性を調査しました。彼らをタイプAとそれ以外のタイプBに分けて、その後、数年の追跡調査をしたところ、タイプAの人はタイプBの2倍以上も心臓疾患にかかりやすかったのです。彼らの邦訳された著書には、『タイプA性格と心臓病』(フリードマン、ローゼンマン著、新里里春訳、創元社)があります。

タイプA行動の研究は、行動医学・健康心理学の古典となっており、その後も、いろいろな発展がみられます。

マウント・ザイオン・キャンパスを歩く

このキャンパスに行くには、地下鉄などは通っていないので、バスかタクシーを利用しなければなりません。

病院の建物は、ディビサデロ通りとスコット通りの両側にかたまっています。

医療センターの本館（ 写真7.7 ）はディビサデロ通りにあります。入口は警備されていて、中に入るにはIDカードが必要です。

本館の隣りに集中的癌治療センターのビルがあります。サッター通りには癌研究ビル（ 写真7.8 ）もあります。マウント・ザイオン医療センターは、癌の集中治療ではよく知られています。

サッター通りには女性健康センター（ 写真7.8 ）があります。10年前に、女性の健康についての国のセンター・オブ・エクセレンスとして作られました。婦人科の病院としてだけでなく、女性の健康をライフスパンで考えていくものです。地域レベルの教育活動にも力を入れています。中庭には「癒しの庭」が作られています。この病院の患者だった芸術家アン・チャンバーラインが設計したものです。 写真7.8 で、木が生えている場所が中庭です。

ディピサデロ通りとサッター通りの角には、スポーツ医学センターがあ

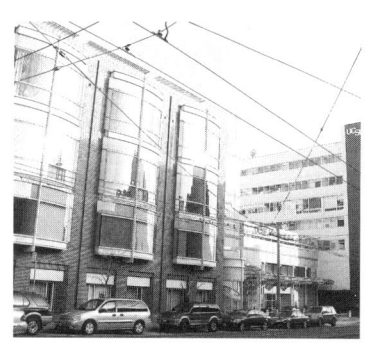

写真7.7 　マウント・ザイオン医療センターの正面
Mount Zion Campus
所　1600 Divisadero St., San Francisco, CA 94115
http://mountzion.ucsfmedicalcenter.org/index.asp

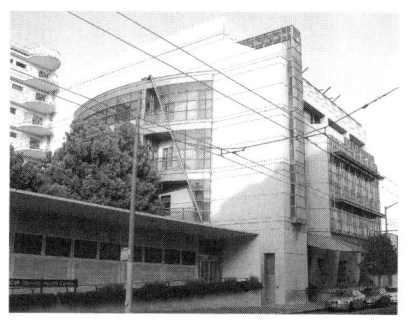

写真7.8 　マウント・ザイオン医療センターの女性健康センター（手前の1階建）と癌研究ビル(後ろのビル)

ります。また、この建物には、総合医学をめざすオシャー・センターがあります。身体医学だけではなく、心理・社会・精神などの領域を総合的に考える代替医療を研究しています。

そのほかにも、睡眠障害クリニック、痛みマネジメント・センター、ハロルド・ブルン研究所などのビルが並んでいます。

マウント・ザイオン医学地区を歩く

マウント・ザイオン医療センターのまわりは、たくさんの病院が集中する医学地区になっています。ユダヤ人が多く住む地域だったからかもしれません。事実、このあたりには、ユダヤ関係の建物が集まっています。

病院から南へ2丁ほど行くと、新しい8階建てのカイザー・パーマネント病院があります（写真7.9）。カイザー病院は、アメリカのあちこちに病院をもつ医療組織です。駐車場には、この病院のシャトルバスが10台は並んでいました。よほどお金があるのでしょう。

もう2丁ほど南には、パシフィック・コースト病院の跡があります（今はユダヤ図書館になっています）。

なお、東に15分ほど歩くと、日本町（ジャパン・タウン）があります。

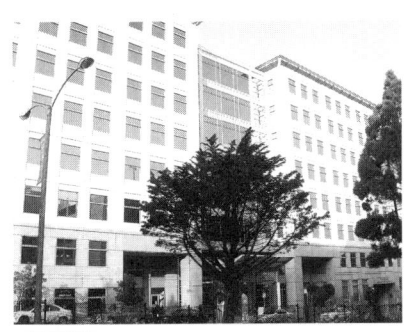

写真7.9　カイザー・パーマネント病院

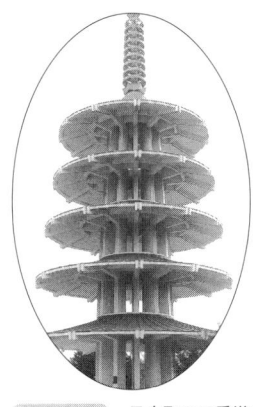

写真7.10　日本町の五重塔

広場の中央に五重の塔があり、ランドマークとなっています（写真7.10）。日本センターというショッピングセンターの中には、和食のレストランや日本の店が多く入っています。紀伊国屋ビルやスーパーもあります。

日本町からさらに北に15分ほど歩くと、カリフォルニア通りに出ます。そのすぐ北に大きな病院があります。正式には、カリフォルニア・パシフィック医療センターのパシフィック・キャンパスと呼ばれます。このあたりの北部がパシフィック・ハイツという丘なので、このような名前がついています。ガイドブックによると、パシフィック・ハイツはビクトリアン・ハウスの建ち並ぶ散策コースとなっています。

地味なローレル・ハイツ・キャンパス

第5のローレル・ハイツ・キャンパスは、前述したマウント・ザイオン医療センターから北西に15分ほど歩いたところにあり、カリフォルニア通りに面しています（p.214 表7.1）。

ローレル・ハイツという丘が北東にあり、そこから下る斜面に敷地が作られています。ここには大きな病院施設などはなく、大学の講堂や会議室があるだけです。職員のための保育所（マリン・デイ・スクール）が敷地内にあります。

キャンパスの南東部分は通りをはさんで消防署になっていますが、この建物の中に地味な博物館があります。サンフランシスコ市消防局博物館という名称で、消防局の歴史などが展示されています。

カリフォルニア通りを少し西に行くと、大きな病院があります。正式には、カリフォルニア・パシフィック医療センターのカリフォルニア・キャンパスと呼ばれます。カリフォルニア通りに面しているので、このような名前がついています。この通りを東に行くと、前述のパシフィック・キャンパスがあるわけです。

退役軍人病院を囲むリンカーン公園

第6は退役軍人医療センター・キャンパスです（表7.1）。ここは、サンフランシスコ市の西の端で、太平洋に面したリンカーン公園に

あります。地下鉄などは走っていないので、バスかタクシーを利用するしかありません。

退役軍人病院（VA病院）は1934年に創設されました。この病院は退役軍人省が運営していますが、UCSFの教育病院になっています。通常の診療科のほかに、精神衛生（メンタルヘルス）と心理社会的リハビリテーション回復センターという部門があります。前者は、ふつうの精神科医療とともに、PTSDや物質乱用へのケア、ミリタリー・セクシュアル・トラウマ（軍内で女性が受ける暴行やレイプなどの被害）の医学的・精神的ケアなどのセクションがあります。後者の心理社会的リハビリテーション回復センターでは、精神病をもつ退役軍人に対して、ソーシャルスキル訓練やサポートシステム作りなどの仕事をおこなっています。マインドフルネス療法や芸術療法なども取り入れられています。

ここまで来たら、市の西端のリンカーン公園を見たいものです。このあたりで有名なものは、リージョン・オブ・オナー美術館とクリフハウスです。前者は西洋美術のコレクションとして有名ですが、それに劣らず美術館の建物自体が美しいものです。後者は太平洋を望む断崖に建つ建物です。

カリフォルニア大学で最も古い歴史があるバークリー校

さて、カリフォルニア大学バークリー校（UCB）を回ってみましょう。

BARTでリッチモンド行きに乗ると、30分ほどでバークリー駅に着きます。ここで降りると、UCBがあります。

表6.1（p.188）に示すように、カリフォルニア大学は10校の分校からなりますが、バークリー校は1868年に創立され、最も古い歴史を誇ります。1868年といえば、日本では明治維新の年です。

以前は、バークリー校がカリフォルニア大学の本校と呼ばれましたが、現在は10校は平等の関係にあります。とはいえ、カリフォルニア大学の事務局はこのバークリー校のあるオークランド市におかれています。

UCBのキャンパスは広大で、キャンパスの中にうっそうとした森がた

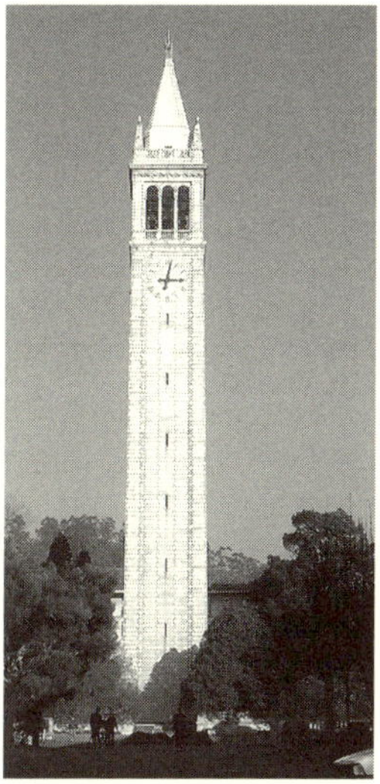

写真7.11 カリフォルニア大学バークリー校のセイザー塔
The University of California, Berkeley
所 Berkeley, CA 94720
http://www.berkeley.edu

くさんあります。大学のランドマークとなっているのはセイザー塔です（ 写真7.11 ）。

UCBの心理学科：学習理論の牙城

カリフォルニア大学バークリー校の心理学科は、そうそうたる心理学者を輩出してきました。心理学科は、キャンパスの北西にあるトールマン・ホールという建物にあります。

　UCBの心理学科は学習理論の牙城であり、その中心となったのはトールマンでした。彼は、1918年から1954年まで36年間もこの大学で研究しました。ブルンスウィックやバーラインといった有能な行動主義心理学者をこの大学に招き、新行動主義と呼ばれる理論を確立しました。ネズミを用いた動物実験に専念し、とくにネズミの迷路学習を熱心に研究したことで有名です。心理学科のあるトールマン・ホールは、彼の名前をとったものです。この建物は1962年に建てられた大きな建物ですが、中の廊下は迷路のように複雑です。部屋の番号もわかりにくくつけられています。一説には、トールマンはネズミの実験用の迷路からこの建物の迷路構造を

思いついたということです。

現在の心理学科は、①臨床科学グループ、②行動神経科学グループ、③変化・可塑性・発達研究グループ、④認知・脳・行動研究グループ、⑤社会・パーソナリティ研究グループ、の5つの研究グループに分かれています。このうちの臨床科学グループは、アメリカ心理学会が認定する臨床心理士のコースになっています。

ストレス・コーピング理論発祥の地

臨床心理学に大きな影響を与えたUCBの心理学者はリチャード・ラザラスです。ラザラスのストレス理論によると、人がストレスを経験する際には、ストレス刺激の有害さと重大さの評価（一次評価）と、自分がストレスに際して用いることができる能力や資源についての見通し（二次評価）が重要です。彼の理論は「コーピング理論」と呼ばれ、ストレス状況においてどのように対処（コーピング）するかによってストレスは違ってくることを実証しました。コーピングの仕方を測るコーピング尺度も開発しました。邦訳された著書に『ストレスの心理学－認知的評価と対処の研究』（本明寛・織田正美・春木豊訳、実務教育出版）があります。

また、臨床科学グループで活躍するのはアリソン・ハーヴェイです。ハーヴェイはオーストラリア生まれで、イギリスのオクスフォード大学精神科で、クラークやエーラーズのもとで研究しました。クラークやエーラーズは認知行動療法の世界的なリーダーで、拙著『ロンドンこころの臨床ツアー』（丹野義彦、星和書店）で詳しく触れました。ハーヴェイは、2004年からUCBの准教授となりました。不眠症のメカニズムと治療の研究を続け、UCBの中に不眠症のクリニックを作り、多くのスタッフとともに臨床と研究をおこなっています。

認知行動療法家パーソンズ

UCBの心理学科の臨床准教授をつとめるパーソンズは、アメリカの認知行動療法の臨床家の第一人者として知られています。ジャクリーヌ・パーソンズはペンシルバニア大学でベックに学び、デイビッド・

バーンズにスーパービジョンを受け、臨床心理学の博士号をとりました。現在は、UCBで臨床心理士の指導にあたっています。

臨床理論では、パーソンズは、ケース・フォーミュレーション（事例定式化）のアプローチという独自の臨床技法を開発しました。これについて多くの著書や論文をあらわしており、とくに『実践的認知療法：事例定式化アプローチ』（大野裕監訳、金剛出版）は、アメリカでも臨床家の基本テキストとして定評があります。2003年には、アメリカ行動療法促進学会（AABT）の会長という大役をつとめました。

セラピストとしては、サンフランシスコ湾岸認知療法センターを作り、そのセンター長をつとめています。この研究所は、近くのオークランド市にあります。同じくUCBの准教授をつとめるデイヴィッドソンやトンプキンスとともに、センターを運営しています。

パーソンズは、パデスキー（p.209）と並ぶ「認知療法の研修のプロ」として知られ、世界中でワークショップを開いています。2004年に神戸で開かれた世界行動療法認知療法会議で来日しました。このときのワークショップは『ワークショップから学ぶ認知行動療法の最前線　うつ病、パーソナリティ障害、不安障害、自閉症への対応』（丹野義彦・坂野雄二編、金子書房）に収録されています。出席した人は、パーソンズの人柄のよさにとても好感をもちました。その和やかで飾らない人柄は有名で、同業者から「ナイス・パーソン」と評されるそうです。

パーソンズが、実際に社会恐怖のクライエントを相手にして、ケース・フォーミュレーションや治療をおこなうところは、ビデオで公開されています。アメリカ心理学会の心理療法ビデオ・シリーズ日本語版の『心理療法システム編（第6巻）』に収録された「認知行動療法」というビデオです（日本心理療法研究所刊）。このビデオでは、実際の社会恐怖の症例をもとに、役者が患者役を演じ、パーソンズがふだんのままの姿でセッションに臨んでいます。また、アメリカ心理学会の心理療法ビデオ・シリーズとして、「うつ病治療のための認知行動療法」というビデオも作られています。これは、パーソンズと前述のデイヴィッドソンやトンプキンスが制作したものです（大野裕監修、日本心理療法研究所刊）。

あとがき

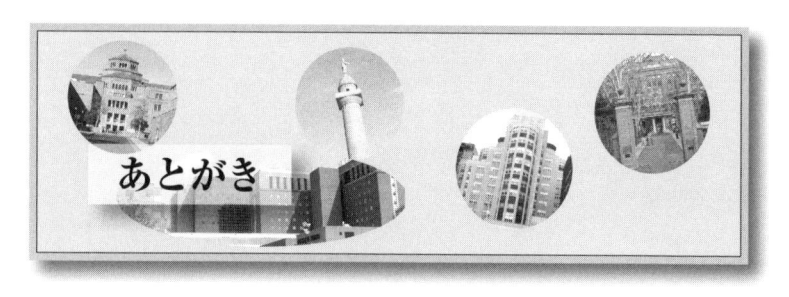

大学めぐり・病院めぐりの楽しみ

　本書に登場する大学は約30校、病院は40施設近くになります。病院と大学という観点からアメリカを眺めると、これまでのガイドブックにはない新たなアメリカの顔が見えてきます。

　日本では、観光のために大学のキャンパスをめぐるということは稀でしょう。これに対して、アメリカの大学では、良い意味で、キャンパスを観光地として楽しめます。多くの大学は、決して訪問者を閉め出さず、誰でも自由に出入りできます。大学のキャンパスはきれいに手入れされ、建物や庭園を美しく整備して、訪問者を歓迎します。お金をかけて学内の美術館や博物館を整備し、観光スポットとして無料で開放しています。「学外の方もウェルカム」という姿勢です。入学者を確保したり、社会の目を引きつけるために、キャンパスの観光価値を高める努力をします。大学のホームページには、キャンパスを散策するためのコースも紹介されています。キャンパス内を歩いているととても楽しいのです。実際にキャンパスをたくさんの観光客が歩いています。

大学観光は★★★：アカデミック観光の勧め

　大学のキャンパスは、観光地として高く評価されています。例えば、観光旅行ガイドブックの「ミシュラン」を見ると、ハーバード大学（p.30）やエール大学のキャンパスに★★★（三つ星）がついています。★★★は最高の評価であり、例えば、自由の女神といった世界遺産や、エンパイアステートビル、ホワイトハウスといった観光名所と同格なのです。本書に

登場する大学でも、ミシュランで★★（二つ星）と評価されているのはカリフォルニア大学バークリー校（p.230）です。また、★（一つ星）と評価されているのは、コロンビア大学（p.14）、マサチューセッツ工科大学（p.35）、ペンシルバニア大学（p.84）、南カリフォルニア大学（p.201）などです。アメリカを訪れる場合は、大学にぜひ足を運びたいものです。

病院めぐりもまた楽しいものです。ミシュランの星こそついてはいませんが、病院のホームページに院内の散策コースを紹介したり、院内に博物館を設けて無料で開放しているところもあります。ただし、アメリカでは、2001年の同時多発テロ以来、警戒が強くなり、自由に出入りできる病院が少なくなったのは残念です。

大学めぐりと病院めぐりはとても楽しいというのが本書の第1のメッセージです。

なお、アメリカを旅行する際につねに気をつけなければならないのは治安です。大都市では治安がよくない場所もあります。旅行ガイドブックやインターネットなどで、そうした情報をあらかじめ調べておくとよいでしょう。大学や病院の敷地内はだいたい安全ですが、その周辺は必ずしも安全とは限りません。安全に不安を感じたら、タクシーを使うとよいでしょう。

認知行動療法

本書では、医学や心理学の歴史的な名所をめぐってきましたが、一方で、アメリカの最先端の動きを紹介するようにつとめました。新しい動きとは以下の3つにまとめられます。

第1は、認知行動療法の興隆です。

フロイトに始まる精神分析学は、アメリカでは力動的精神医学として広がり、全盛を迎えました。その中心はニューヨークの州精神医学研究所（p.11）や、新フロイト派のホワイト精神分析研究所（p.15）であり、ボストンのハーバード大学精神科（p.73）やマサチューセッツ精神衛生センター（p.69）でした。ヨーロッパから精神分析学者が多く亡命したニューヨークは、精神分析学の世界的首都となりました。しかし、1970年頃か

ら、力動精神医学や精神分析学はしだいに衰退しました (p.12)。

それにかわって主流の座を占めるようになったのが認知行動療法です。短時間で大きな効果が得られることが証明され、心理療法の主流となりました。前著のロンドン編でも強調したことですが、臨床心理学や精神医学では、今、静かな革命が起こっているのです。

本書では、多くの認知行動療法家を紹介しました。創始者のアーロン・ベックをはじめとして、フォア、アーサー・ネズとクリスティン・ネズ、ハイムバーグ、ケンドール、フリーマン、ジュディス・ベックなど、フィラデルフィアで活躍する臨床家が目立ちます。日本人のパイオニアも多くはフィラデルフィアで学びました (p.88)。認知行動療法はアメリカ各地に広がっています。ニューヨークのエリス、リーヒイ、ボストンのバーロウ、ホフマン、ダッティリオ、ロサンゼルスのクラスケ、リバーマン、デビソン、パデスキー、サンフランシスコのムーニョ、パーソンズ。本書は、認知行動療法家を訪ねる旅でもあります。

エビデンスにもとづく実践

第2の新しい動きは、エビデンスにもとづく実践の定着です。

これまで臨床家の勘と経験だけに頼っていた臨床実践が、客観的に実証されたエビデンス（科学的根拠）にもとづいておこなわれるようになりました。臨床心理学も例外ではありません。心理療法の効果を数量化する方法が考案され (p.92)、それにもとづいて心理療法のガイドラインが作られるようになりました。その中心にいたのがボストン大学のバーロウです (p.48)。彼が中心となって1993年に発表されたアメリカ心理学会のガイドラインを転換点として、アメリカの臨床心理学はエビデンス志向を強めていきます。

さらに、「キャンベル計画」(p.95) に代表されるように、「エビデンスにもとづく社会」をめざす運動は、医療だけでなく、教育や福祉などの社会政策論にまで及び、とどまるところを知らない動きとなっています。アメリカの学会を訪れるたびに、いろいろなエビデンス重視の動きがみられて驚かされます。

臨床心理学の確立

第3は、臨床心理学の興隆です。

アメリカの臨床心理学は、1896年にペンシルバニア大学のウィトマーが作りました (p.93)。臨床心理学者の教育では科学者－実践家モデル（実践技能の訓練と科学者としての訓練を両方大事にするもの）が大切にされます。これは、シャコウたちが1949年に開いたボールダー会議で確固たるものになりました (p.175)。ウィトマー以来100年以上がたち、臨床心理学は心理学の中心的な存在となりました。アメリカ心理学会の会員数をみると、1970年代までは基礎心理学者（大学の研究者）が多かったのですが、現在では基礎心理学者2割に対して、臨床心理学者6割の割合となっています。こうした変化は、社会の変化に対応したものでしょう。ストレス社会といわれるように、心の健康はどの国でも最重要課題となっています。こうした中で、宗教にかわる科学的メンタルヘルスの専門家が求められるようになったのは当然といえます。

その中心となるのがアメリカ心理学会です (p.166)。アメリカ心理学会は、アンブレラ団体（傘団体）としての性格を強め、基礎心理学者と臨床心理学者をひとつにまとめ、会員数を増やし、社会に貢献しています。何より心理学の資格制度が統一され、国家資格が実現しています。ワシントンD.C.にあるアメリカ心理学会の本部ビルは巨大です。

生きたアメリカ臨床心理学入門

アメリカからみると、日本の臨床心理学はまだ遅れています。①日本では、精神分析学の影響が強く、まだ認知行動療法は定着していません。②エビデンスに対する理解も乏しいままです。③科学者－実践家モデルで臨床心理士を養成している大学院は少なく、国家資格も確立していません。表5.1 (p.169) に示すように、日本心理学会とアメリカ心理学会は、「ケタ違い」どころか、「2ケタの違い」です。

臨床心理士に対する社会からの期待が高くなる状況の中で、日本の心理学会は、アメリカ心理学会のような積極的な事業をおこなって、資格制度を整え、社会的発言力を増していくべきだと思います。そのために、日本

の心理学者は、まずワシントンD.C.のアメリカ心理学会のビルを見て、刺激を受けるのがよいでしょう。

　ひとりでも多くの心理学関係者がアメリカに目を向けて、日本の現状を自覚していただきたいというのが本書の第2のメッセージです。

「内向き志向」を越えて

　若い研究者で海外に長期留学する人が減っているといわれます。2009年度版の『科学技術白書』(文部科学省)によると、日本の大学や研究機関から1カ月以上海外に派遣された研究者は、2000年度の7674人をピークとして減り始めました。2006年度は4163名と半減しました。また、日本人学生の海外留学をみると、2000年頃までは増加傾向にあったものの、近年は伸び悩んでいます。このような傾向を、白書は研究者や学生の「内向き志向」と呼んでいます。

　とくに臨床家は個人の内面にかかわる仕事をしているので、広く世界に目を向ける機会は少ないかもしれません。しかし、世界の臨床家の仕事に目を向けて、そこから学ぶことはとても大切です。あまりに内向きすぎたために、上で述べたように、日本の臨床心理学は世界の動向から取り残されてしまいました。こうした状況を何とか変えなくてはなりません。

　研究者が海外に行けない第1の理由は、財政的な援助が少なくなったことでしょう。若手研究者が海外に行きやすい財政的な環境を整えていくことが必要です。世界行動療法認知療法会議（WCBCT）は、2007年にはスペインのバルセロナで開かれ、2010年にはボストンで開かれましたが(p.48)、この学会においては、日本行動療法学会、日本認知療法学会、日本行動分析学会の3学会が合同で基金を設け、60名以上の若手研究者を奨学派遣しました。このような試みが多くおこなわれることを期待します。

　もうひとつ、研究者の目が海外に向かない理由として、情報不足があげられます。「はじめに」で述べたように、海外の情報は意外に少ないのです。海外の大学や病院を訪問するガイドブックがあれば、行ってみようという気になるでしょう。本書によって、ひとりでも多くの方がアメリカの

心理学や医学に興味をもっていただけることを願っています。

　本書をまとめるにあたって、アメリカの学会の動向を教えてくださった坂野雄二氏（北海道医療大学）に感謝します。坂野氏は、日本の臨床心理学の国際化のトップに立って活躍しています。2002年にリノで開かれた行動療法促進学会（AABT）では、認知行動療法の指導者に紹介してもらい、多くの写真を撮ってもらいました。その多くを本書で使っています。

　最後になりましたが、雑誌への連載と本書の出版を快く引き受けてくださった星和書店の石澤雄司社長と素敵な本に仕上げてくださった編集部の近藤達哉さんに深く感謝いたします。

2010年7月

丹野義彦

索引

人名索引

あ

アダムス、ジェーン …………………43
アロイ、ローレン ………………… 116
石田 昇 ………………… 151, 152, 163
井上和臣 ……………………… 88, 90
ウィトマー、ライトナー …… 93, 94, 237
ウェクスラー、デイビッド ……………27
ウェグナー、ダニエル ………………34
ウェルチ、ウィリアム ………… 144, 150
ウォレン、ジョセフ …………… 37, 55
ウォレン、ジョン ……………… 37, 55
ウォレン、ジョン・コリンズ
　………………… 37-40, 42, 55, 63
ヴント、ヴィルヘルム
　………… 15, 93, 136, 138, 166
エクマン、ポール ………………… 219
エリクソン、エリク …………………35
エリス、アルバート ……… 17-20, 120, 236
大野 裕 ……………………… 88, 89
オスラー、ウィリアム ………… 144, 145
オバマ、バラク ………………… 14, 57, 195
オルムステッド、フレデリック …… 79, 81

か

ガー、ラクエル ………………… 104, 105
カークブライド、トーマス ……… 112, 113
貝谷久宣 ……………………………89
カナー、レオ ……………………… 151
カボット、リチャード …………… 43, 44

カンデル、エリック …………… 13, 69
キャッテル、ジェームズ・マッキーン
　………………… 15, 92, 136
キャノン、アイダ ……………… 43, 44
キャプラン、ジェラルド ………… 76, 77
キャンベル、ドナルド ………… 95, 236
ギルフォード、ジョイ ………………… 203
ギルマン、ダニエル ……… 124, 125, 131
久保木富房 ………………………89
クラーク、デイビッド
　………… 89, 177, 210, 211, 232
クライトン、マイケル …………………57
クラスケ、ミシェル ………… 193, 236
クリストフ、クリッツ …………………92
ケンドール、フィリップ ……… 116, 236
コップ、スタンレイ ……………… 45, 73

さ

坂野雄二 ……………………… 90, 116, 239
サリバン、ハリー・スタック …… 15, 163
サルコフスキス、ポール …… 89, 177, 210
ジェームズ、ウィリアム …32, 33, 136, 137
シッペン、ウィリアム ………… 97, 98, 102
下村 脩 ………………………………46
ジャクソン、チャールズ …… 40, 41, 43, 81
シャコウ、デイビッド ……… 175-177, 237
スピッツァー、ロバート …………………13
セリグマン、マーティン ……… 89, 93, 94
ソーンダイク、エドワード …………………15

ソロモン、リチャード …………………93

た
ダッティリオ、フランク ………… 78, 236
ダマシオ、アントニオ ……… 63, 205, 206
丹野義彦 ………………… 30, 89, 146
津田梅子 ……………………… 121
デビソン、ジェラルド ………… 204, 236
トンプソン、クララ ……………… 15, 151

な
ナッシュ、ジョン …………………81
丹羽真一 ……………………… 175
ネズ、アーサー ………… 107, 117, 236
ネズ、クリスティン ……… 107, 117, 236
野口英世 ………… 3, 8, 22, 23, 101, 145
野村 忍 ……………………………89

は
パーソンズ、ジャクリーヌ
………………… 91, 209, 232, 233, 236
バーロウ、デイビッド
………… 47-49, 89, 92, 193, 210, 236
ハイムバーグ、リチャード … 116, 210, 236
パストゥール、ルイス ……………22, 61
パデスキー、クリスティン
………………… 89, 209-211, 233, 236
フィッツジェラルド、スコット …… 140, 141
フィッツジェラルド、ゼルダ
………………………… 81, 140, 141, 163
フォア、エドナ ……………… 90, 91, 236
福岡伸一 ………………………………23
フランクリン、ベンジャミン … 84, 85, 110
フリーマン、アーサー … 89, 119, 120, 236
フレクスナー、エイブラハム …… 97, 145
フロイト、ジークムント 12, 13, 15, 137, 235
フロム、エーリッヒ ……………… 13, 15

ベック、アーロン
…… 17, 87-89, 118-120, 209-211, 236
ベック、ジュディス ……… 88, 119, 209, 236
ベラック、アラン ……………… 158, 159
ベンダー、ローレッタ ………………26
ホール、グランビル・スタンレイ
………………… 33, 136-138, 166
ホフマン、ステファン ………… 50, 236
ボンド、トーマス ……………… 85, 110

ま
マイヤー、アドルフ ……… 11, 12, 150-152
松本亦太郎 ……………………… 138
ムーニョ、リカルド ……… 218, 222, 236
モーガン、ジョン ………… 96-98, 102
モートン、ウィリアム …………… 39-43
元良勇次郎 ……………………… 122, 138

や
矢田部達郎 ……………………… 203
山中伸弥 ……………………… 225
山本和郎 ………………………………77
湯川秀樹 ……………………………14

ら
ラザラス、リチャード ……………… 232
ラシュレイ、カール ……………… 139
ラッシュ、ベンジャミン
……… 79, 98, 101-104, 111, 112, 181
リーヒイ、ロバート ……… 20, 23, 24, 236
リバーマン、ロバート ……… 199, 200, 236
リンデマン、エリック ……………… 73-77

わ
渡辺武郎 ………………………………46
ワトソン、ジョン ……………… 138, 139

事項索引

あ
アメリカ医師会［AMA］…38, 98, 113, 181
アメリカ心理学会［APA］………48, 92, 136, 164-171, 176, 182-184, 236-238
アメリカ精神医学会［APA］……79, 103, 104, 112-114, 164, 165, 181, 182, 208
アメリカ精神病院医学監督官協会［AMSAII］
………………………79, 112, 114, 181
アメリカ認知療法研究所［AICT］9, 10, 23
アルバート・アインシュタイン医学センター
………………………………83, 84, 114
ウォレン解剖学博物館…………38, 63, 64
エマニュエル・カレッジ………53, 54, 61
エリス研究所……………9, 10, 18, 19

か
カイザー・パーマネント病院…………228
カトリック大学アメリカ校［CUA］
…………………………164, 165, 171
カリフォルニア大学サンフランシスコ校
［UCSF］……4, 68, 188, 212, 214-226
カリフォルニア大学バークリー校［UCB］
………………188, 212, 230-233, 235
カリフォルニア大学ロサンゼルス校［UCLA］
………………………………186-201
カリフォルニア大学ロサンゼルス校
医療センター……………195-198
カリフォルニア・パシフィック医療センター
………………………………………229
強迫性障害研究所［OCD研究所］………80
行動療法促進学会［AABT］
…………………………16, 46, 107, 239

コーネル大学医学校…………3, 8-10, 20
国立衛生研究所［NIH］164, 165, 174-180
国立海軍医療センター…………………179
国立小児医療センター……………172, 173
国立精神衛生研究所［NIMH］159, 175-179
国立リハビリテーション病院…………172
コロンビア大学…………9, 10, 14, 15, 235
コロンビア大学医学校（内科外科カレッジ）
……………………………9-13, 96
コロンビア大学教師カレッジ……………15

さ
サンフランシスコ総合病院［SFGH］
………………214, 215, 220, 221
シェパード・エノック・プラット病院
………………………………140, 163
シモンズ・カレッジ…………43, 53, 54, 61
ジョージ・ワシントン大学
…………………………164, 165, 180, 181
ジョスリン糖尿病センター…53, 54, 58, 70
ジョンズ・ホプキンズ大学…12, 63, 122-153
ジョンズ・ホプキンズ大学医学校
………………99, 123-126, 144-146
ジョンズ・ホプキンズ（大学）病院
………………96, 122-125, 144, 147-150
スミソニアン博物館…………164, 165, 182
世界行動療法認知療法会議［WCBCT］
……48, 50, 88, 91, 108, 200, 233, 238

た
退役軍人病院［VA病院］
………25, 72, 101, 158, 172, 230

索 引

ダナ・ファーバー癌研究所 … 53, 54, 58, 70
テンプル大学 ……………83, 84, 115, 116
テンプル大学病院 …………… 83, 84, 115
トーソン大学 ……………… 156, 157, 163
特別外科病院 ………………… 20, 21
トマス・ジェファーソン医科大学 …… 110
ドレクセル大学 … 83, 84, 86, 106, 107, 117

な
ニューヨーク救貧院 ………………… 25, 96
ニューヨーク州精神医学研究所　11-13, 235
ニューヨーク大学医学校 ……… 3, 8-10, 25
ニューヨーク病院　3, 9, 10, 20, 21, 37, 96
認知行動療法学会［ABCT］
………………… 9, 10, 16, 17, 109, 211
ノースイースタン大学 ……………… 52, 53

は
ハーネマン大学病院 … 68, 83, 84, 107, 117
ハーバード大学 ………… 28-34, 52-78, 234
ハーバード大学医学校
………………… 3, 29, 30, 53-63, 72, 73, 96
ハーバード大学歯学校 ……… 53, 54, 58, 62
ハーバード大学精神科 ……………… 72, 73
ピーボディ音楽学校 ……………… 152, 153
不安関連障害センター［CARD］ ………49
フィラデルフィア・オステオパシー医科大学
　［PCOM］ …………… 84, 119-121
フィラデルフィア小児科病院
………………………86, 99, 100, 105
フィラデルフィア救貧院
……………… 96, 105, 106, 113
フェンウェイ6大学［COF］ ……… 52, 53
ブリガム＆婦人病院
……… 44, 53, 54, 58, 61, 68, 70-72
ブリン・マー・カレッジ …………… 121
プレスビテリアン病院 ……9, 10, 13, 21, 68

ベス・イスラエル・ディーコネス病院
……… 53, 54, 58, 65-70, 72, 78
ベック認知療法研究所　83, 84, 88, 118, 119
ベルビュー病院 ………… 3, 9, 10, 25-27, 96
ペンシルバニア精神病院 …… 96, 111-113
ペンシルバニア大学［Upenn］
………………… 83-104, 235, 237
ペンシルバニア大学医学校　87, 95-99, 113
ペンシルバニア大学病院［HUP］
………………… 86, 96, 98-100, 113
ペンシルバニア病院
…… 83-85, 97-99, 102, 103, 110-113
ボストン・カレッジ ………… 29, 30, 50, 51
ボストン小児病院　53, 54, 58, 64, 72, 78
ボストン大学 ……………… 28-30, 46-49
ボルチモア大学 ……………… 123, 155-157
ホワイト精神分析研究所
………………… 9, 10, 15, 16, 151, 235

ま
マウント・ザイオン病院
………………… 65, 214, 215, 225-227
マクレーン病院
………… 28-30, 37, 45, 58, 72, 78-81
マサチューセッツ工科大学［MIT］
………………… 28-30, 35, 235
マサチューセッツ精神衛生センター
………………… 54, 58, 69, 70, 235
マサチューセッツ総合病院［MGH］
…… 28-30, 35-45, 56, 58, 71-79, 96
南カリフォルニア大学［USC］
………………… 186, 201-208, 235
メモリアル・スローン・ケタリング癌センター
………………………………… 20
メリーランド総合病院 ……… 123, 154, 155
メリーランド大学（システム）
………………… 122-124, 156-161

メリーランド大学医学校 ………… 157-159
メリーランド大学医療センター
　………………………… 157, 158, 161
メリーランド大学カレッジ・パーク校
　………………… 156, 157, 165, 184
メリーランド大学ボルチモア校 ［UMB］
　…………… 123, 124, 156, 157-160

ら
ロックフェラー大学（ロックフェラー医学研究所）……………………3, 8-10, 21-23
ロングウッド医学学術地区 ［LMA］
　……………………… 3, 28-30, 52-54

わ
ワイマン・パーク病院 ………………… 142
ワシントン病院センター ………… 172, 173

■著者略歴

丹野 義彦（たんの よしひこ）

1954年生まれ。
1978年　東京大学文学部心理学科卒業
1985年　群馬大学大学院医学系研究科修了
現在　東京大学大学院総合文化研究科教授

主な著書に、『講座臨床心理学』全6巻（東京大学出版会、共編）、『エビデンス臨床心理学』（日本評論社）、『ロンドン こころの臨床ツアー』（星和書店）などがある。

アメリカ こころの臨床ツアー

2010年10月22日　初版第1刷発行

著　者　丹　野　義　彦
発行者　石　澤　雄　司
発行所　株式会社 星和書店

　　　　東京都杉並区上高井戸1-2-5　〒168-0074
　　　　電話　03（3329）0031（営業）／03（3329）0033（編集）
　　　　FAX　03（5374）7186
　　　　http://www.seiwa-pb.co.jp

©2010　星和書店　　Printed in Japan　　ISBN978-4-7911-0751-3

ロンドン こころの臨床ツアー

臨床施設などを中心にロンドンの街を紹介する新しいタイプのガイドブック。

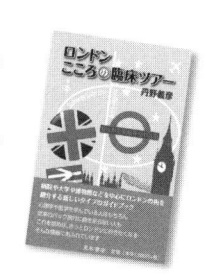

[著] 丹野義彦
四六判　224頁　1,600円

ロンドンの街を知り尽くした臨床心理学者である著者が、精神医学・心理学の中心地ともいえるこの街を案内する。普通の旅行ガイドブックでは知り得ない、ロンドンの精神医学・心理学の関連施設、この分野で大きな功績を残した人物、また新進の学者たちの情報を、写真や地図を駆使し、わかりやすく興味深く解説している。シャーロック・ホームズ博物館からセント・トーマス病院まで…、画期的とも言えるロンドンの新しいガイドブック。

★主な内容

ハムステッド精神分析地区／ブルームズベリ西部地区／ブルームズベリ東部地区／バービカン地区／ストランド地区／ウェストミンスター地区／デンマーク・ヒル地区／ベスレム王立病院地区／リージェンツ公園地区／ハイゲート地区／ロンドンこころの臨床ツアーの底流をさぐる

発行：星和書店　http://www.seiwa-pb.co.jp　価格は本体(税別)です

対人恐怖とPTSDへの認知行動療法

ワークショップで身につける治療技法

[著] デイビッド・M・クラーク、
アンケ・エーラーズ

[編集・監訳] 丹野義彦　A5判　212頁　2,600円

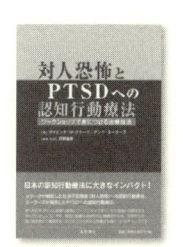

認知行動療法──世界の臨床心理学にパラダイム・シフトをもたらした理論と実践をわかりやすく紹介・解説した本書。社会不安障害への認知行動療法で著名なデイビッド・M・クラークと、PTSDへの認知行動療法で著名なアンケ・エーラーズによる第6回日本認知療法学会での講演とワークショップを翻訳収録し、二人の研究と臨床実践について解説を加えた。日本の認知行動療法に大きなインパクトを与えてくれる一冊。

侵入思考

雑念はどのように病理へと発展するのか

[著] デイビッド・A・クラーク
[訳・監訳] 丹野義彦
[訳] 杉浦義典、小堀 修、山崎修道、高瀬千尋

四六判　396頁　2,800円

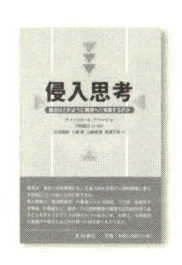

本書は、意思とは無関係に生じる侵入的な思考が心理的障害に果たす役割について論じた初の書である。侵入思考が、強迫性障害、外傷後ストレス障害、うつ病、全般性不安障害、不眠症など、数多くの心理的障害の重要な認知的特徴であることを示すエビデンスが得られつつあるいま、本書は、今後研究の進展が予想されるこの分野への扉を開くものである。

発行：星和書店　　http://www.seiwa-pb.co.jp　　価格は本体（税別）です

認知療法・認知行動療法 治療者用マニュアルガイド
付録：DVD「うつ病に対する認知療法的アプローチ」

大野 裕 著
藤澤、中川、菊地、佐渡、田島、他協力

A5判
144p
2,500円

自分でできる認知行動療法
うつと不安の克服法

清水栄司 著

A5判
225p
1,900円

認知行動療法 実践ワークショップ I
ケースフォーミュレーション編 (1)
インテーク面接・初回セッション・応急処置

伊藤絵美 著

A5判
496p
3,800円

『ACT（アクセプタンス＆コミットメント・セラピー）をまなぶ』学習用DVD
ACT（アクト）をみる：エキスパートによる面接の実際

J.B.ルオマ、S.C.ヘイズ、R.D.ウォルサー
熊野宏昭、高橋史、武藤崇 監訳

DVD 1枚
2時間7分
A5テキスト
104頁
6,000円

動機づけ面接法 実践入門
あらゆる医療現場で応用するために

ロルニック、ミラー、バトラー 著
後藤恵 監訳
後藤恵、荒井まゆみ 訳

A5判
324p
2,900円

発行：星和書店　　http://www.seiwa-pb.co.jp　　価格は本体（税別）です